1日1回!

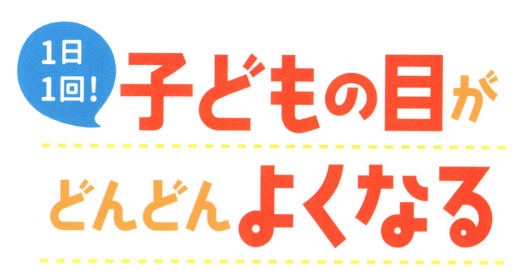

子どもの目がどんどんよくなるすごいゲーム

若桜木虔

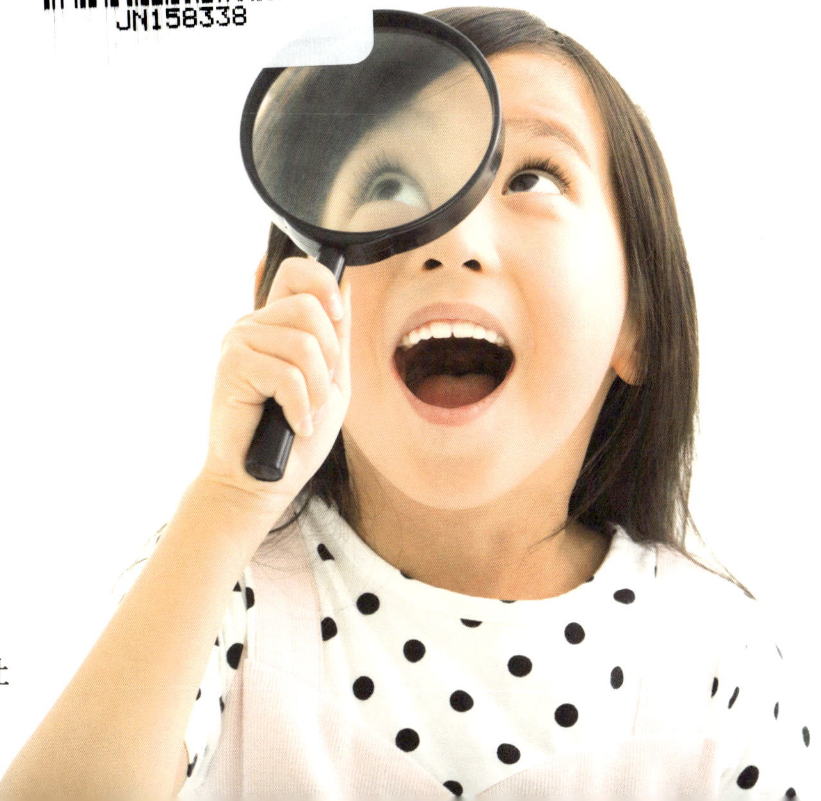

青春出版社

はじめに──子どもの近視の9割は、よくなる可能性がある！

現代にはスマホや携帯電話など、子どもの目を悪くする要素があふれています。

特にスマホのアプリなどは便利なので、子どもをあやしたいときなどに、つい、使ってしまうお母さん、お父さんも少なくないでしょう。こうなると、どうしても幼稚園児、または低学年の頃から視力低下が始まることは避けられません。

視力低下の最大原因は「長時間、目を動かさずに至近距離にあるもの（スマホなど）を見続ける」ことにあります。目を動かさないことが視力低下につながるのです。しかし、積極的に目を動かしさえすれば、視力低下は防げるし、低下した視力を改善することもできます。

さらに、子どもの視力低下の大半は「仮性近視」と呼ばれる改善の見込みがあるものです。そのため、本書で紹介するトレーニングを日常生活の中に取り入れれば、9割以上の確率での改善が可能です。

とはいえ、子どもに「目を動かすトレーニング」をするように言っても、なかなかやらない子が多いでしょう。そこで本書では、**子どもが楽しみながらできるように、めいろやまちがいさがしなどのゲームで、目のトレーニングが行えるよう構成しています。**ひとりでやっても、親子で一緒にやっても、楽しんでできるゲームなので、どんなお子さんも飽きずに取り組んでいただけるはずです。

平成29年11月吉日　若桜木虔

1日1回！ 子どもの目がどんどんよくなるすごいゲーム 目次

お父さん
お母さんへ

ゲームは
ここから！

カバー・本文デザイン　岡崎理恵
本文イラスト　ニシノアポロ
すどうまさゆき
てぶくろ星人
オオノマサフミ
YAGI
ササキサキコ
カバー写真　TomWang／shutterstock.com

お父さん
お母さんへ

子どもの目は「遊ぶだけ」ですぐによくなる

なぜ、目は悪くなってしまうのか

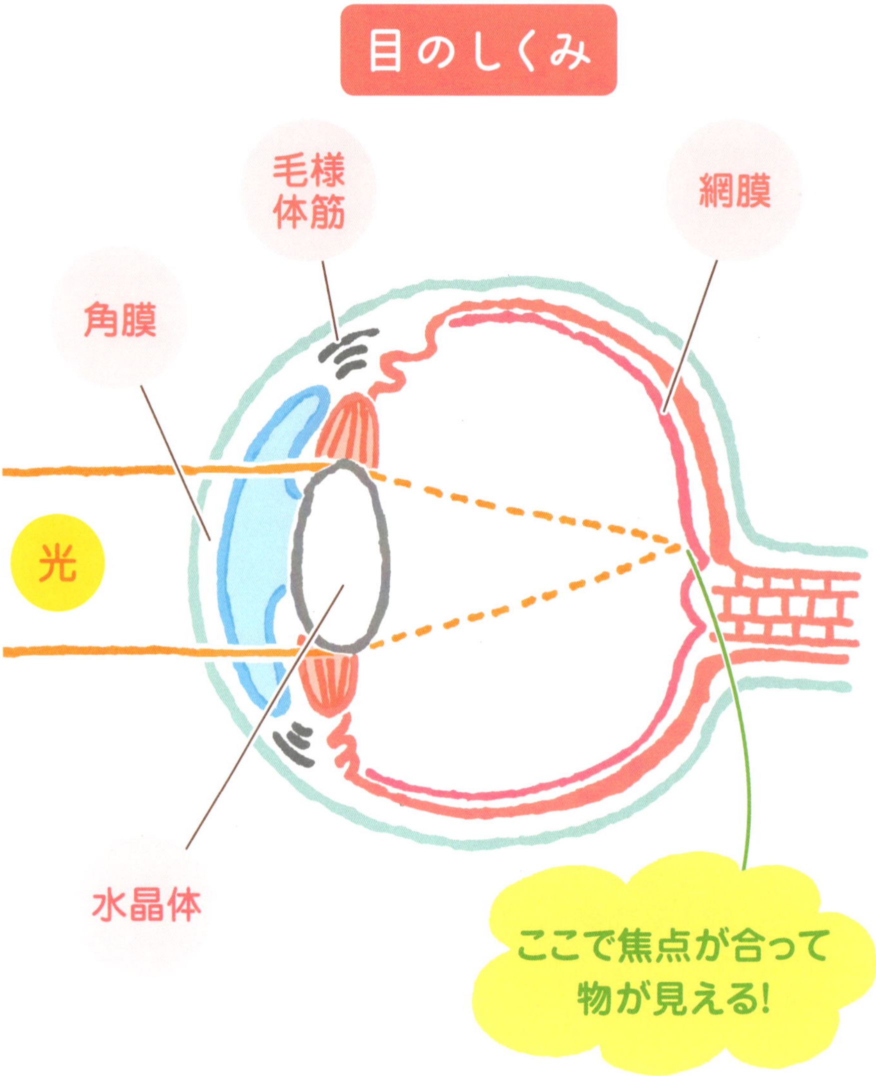

眼筋の衰えと視力低下

まだ小さな子どもなのに、なぜ目が悪くなるのか――。

まずは、その原因を目の見え方のしくみにもとづいて説明しましょう。

目はカメラに似た構造をしています。レンズに相当するのが「水晶体」で、これを厚くしたり薄くしたりするのが「毛様体筋《もうようたいきん》」という筋肉。毛様体筋が動いて水晶体の厚みを変え、ピント調節をし、フィルムである「網膜《もうまく》」にはっきりとした絵を映すことで、光として目に入ってきた情報を「かたち」や「色」として、見ることができるのです。

物を見るために必要な目の筋肉は、毛様体筋だけではありません。

左上のイラストにあるように、「内直筋《ないちょくきん》」

眼球を動かす「6つの眼筋」

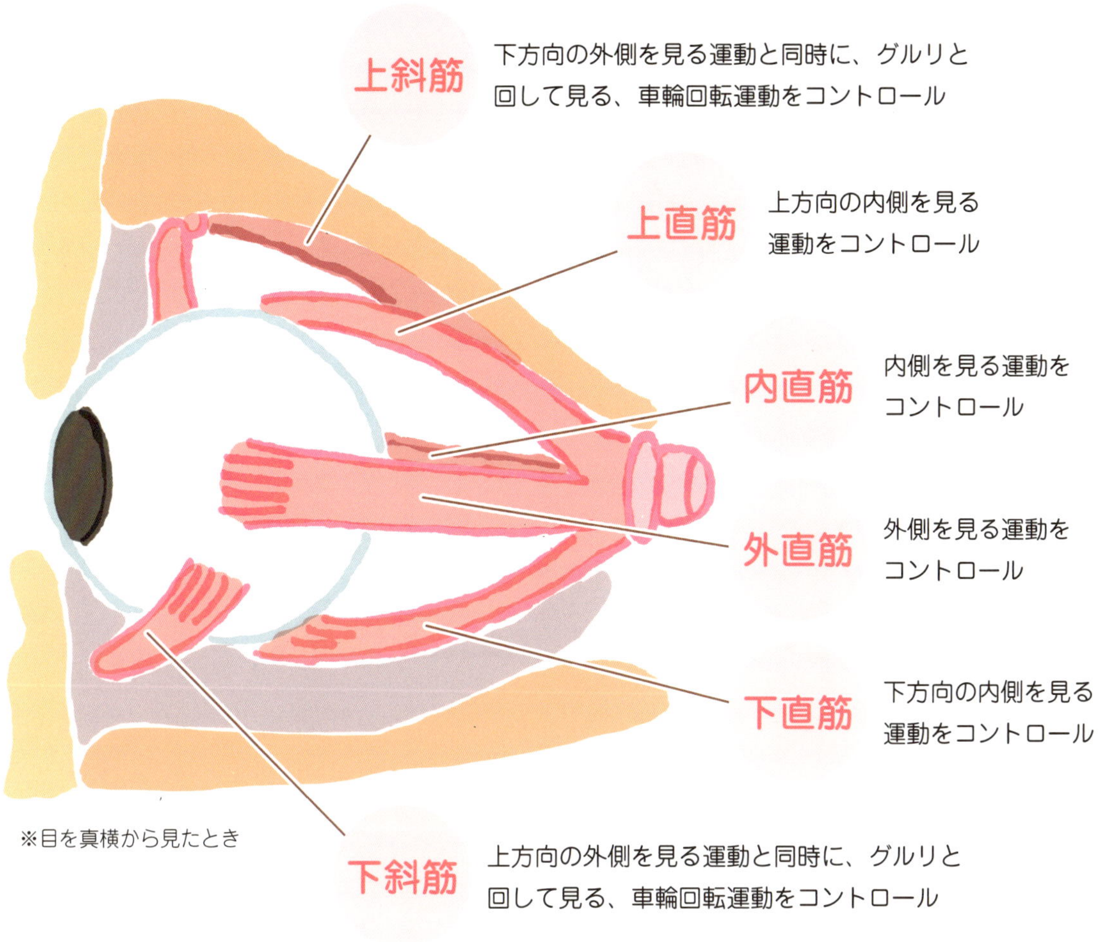
上斜筋
下方向の外側を見る運動と同時に、グルリと回して見る、車輪回転運動をコントロール
上直筋
上方向の内側を見る運動をコントロール
内直筋
内側を見る運動をコントロール
外直筋
外側を見る運動をコントロール
下直筋
下方向の内側を見る運動をコントロール
下斜筋
上方向の外側を見る運動と同時に、グルリと回して見る、車輪回転運動をコントロール

※目を真横から見たとき

「外直筋《がいちょくきん》」「上直筋《じょうちょくきん》」「下直筋《かちょくきん》」「上斜筋《じょうしゃきん》」「下《か》斜筋《しゃきん》」という6つの筋肉が動くことで、目を上下左右に動かし、物を見ることができます。

携帯電話やスマホの画面など、一点をじっと見ている状態では、これらの「7種類の目の筋肉の全てをほとんど使わない」ことに気づくと思います。

日常的によく歩かなければ、足の筋肉がどんどん衰えるのと同じように7種類の眼筋も使わなければ、どんどん衰えていきます。

毛様体筋が衰えると、ピント調節がうまくいかなくなって物が見えにくくなります。また、目にくっついている6つの眼筋が衰えると、眼球に歪みが生じて、網膜で焦点がうまく合わなくなり、近視や乱視になってしまうのです。

使わなければ眼筋が衰え、目が悪くなっていくのは子どもでも一緒。携帯電話やスマホの画面を見続けるなどして「使わないが故《ゆえ》に眼筋が衰弱していく」。これが視力低下の最大の理由です。

「子どもの視力低下」を放置すると、大変なことに！

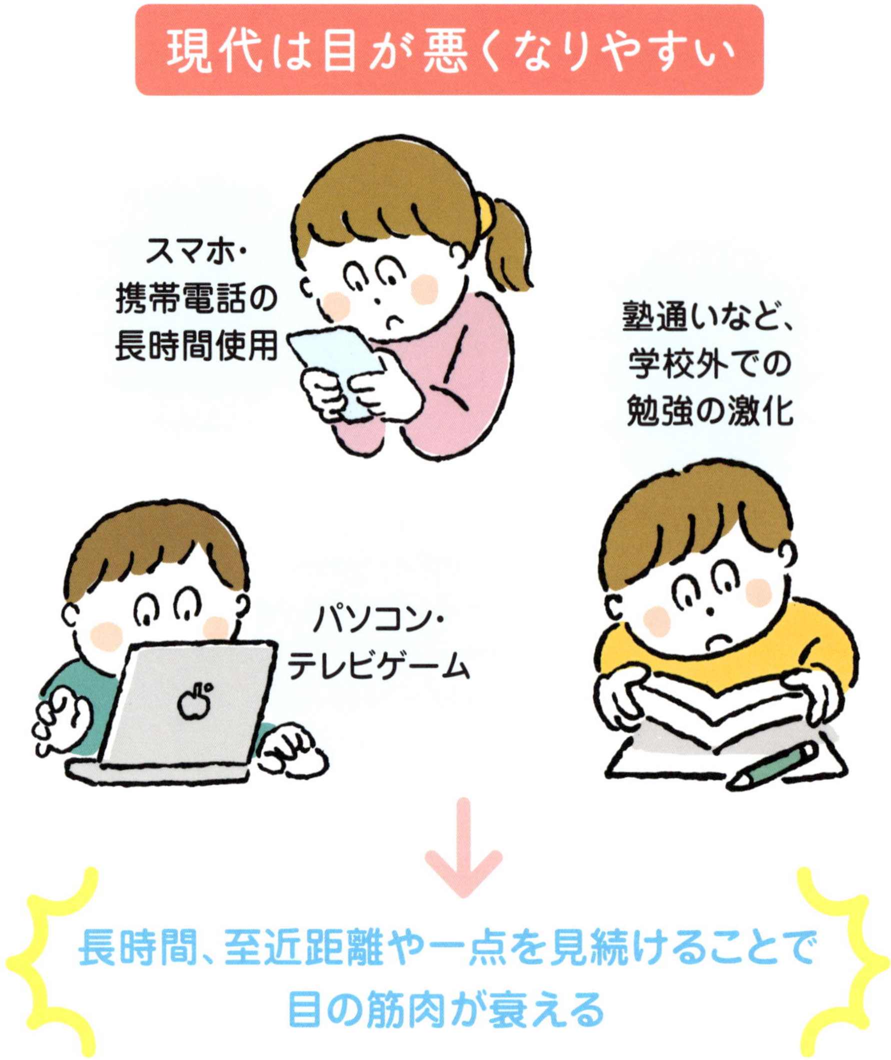
現代は目が悪くなりやすい
スマホ・
携帯電話の
長時間使用
塾通いなど、
学校外での
勉強の激化
パソコン・
テレビゲーム
長時間、至近距離や一点を見続けることで
目の筋肉が衰える

子どもの頃にこそ、視力回復対策を！

子どもの視力低下は年々、増加傾向にあります。これは、スマホや携帯電話、パソコン、ゲームなどが低年齢の学童にまで普及したことが原因です。また、塾通いをする子どもが増えたことも一因でしょう。

携帯電話やスマホにはGPS機能が搭載されているので、親が子どもに持たせようとするのは、やむを得ない用心といえます。

しかし、携帯電話やスマホ、パソコンなどを長時間にわたって見続けていると、どうしても目の焦点が至近距離に固定されがちです。そうすると、遠近交互に物を見るときに働く毛様体筋という目の筋肉や目にくっついている6つの筋肉が運動不足になり、衰えて

子どもの頃に眼筋を鍛えるか否かで その後の視力が変わる！

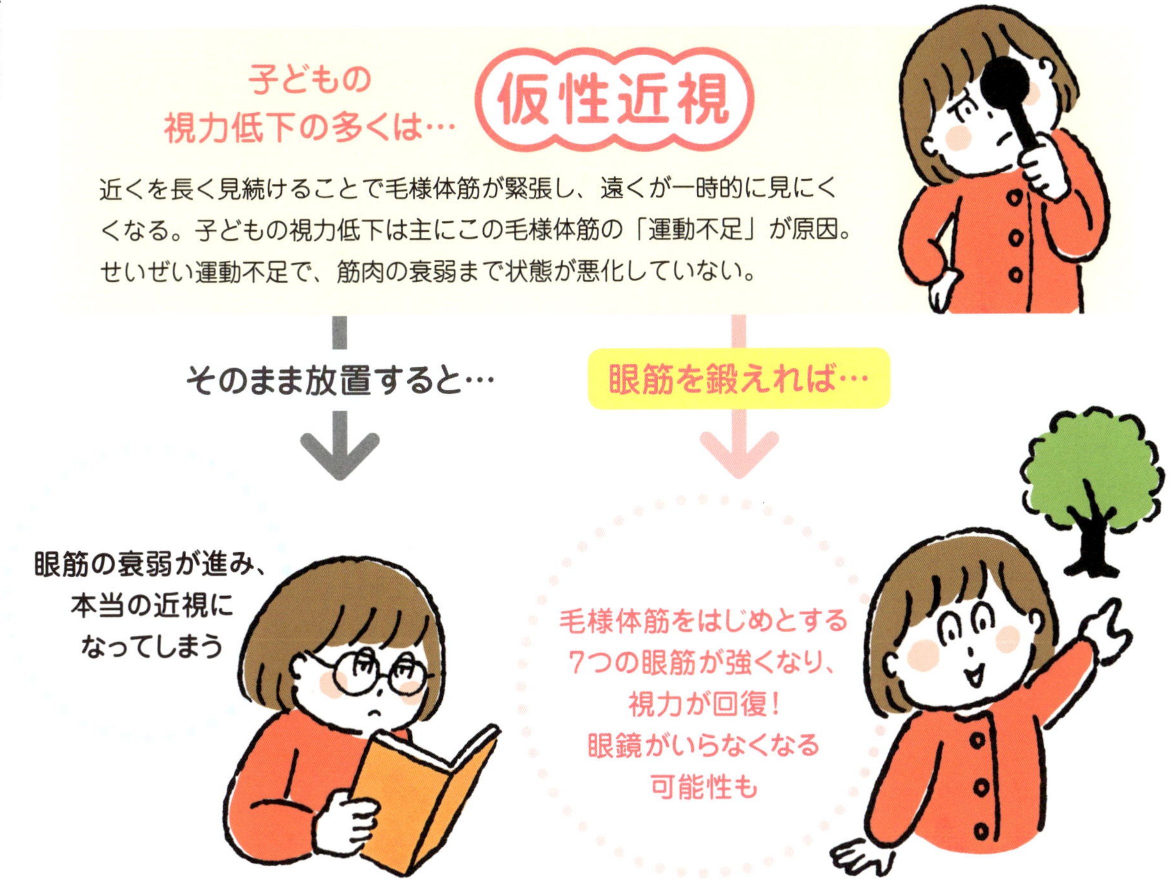
子どもの
視力低下の多くは…
仮性近視
近くを長く見続けることで毛様体筋が緊張し、遠くが一時的に見にくくなる。子どもの視力低下は主にこの毛様体筋の「運動不足」が原因。せいぜい運動不足で、筋肉の衰弱まで状態が悪化していない。
そのまま放置すると…
眼筋を鍛えれば…
眼筋の衰弱が進み、
本当の近視に
なってしまう
毛様体筋をはじめとする
7つの眼筋が強くなり、
視力が回復！
眼鏡がいらなくなる
可能性も

いきます。その結果、携帯電話やスマホ、本などから目を上げて遠くを見ようとした場合に、頑張って見てもピントが合わずに、よく見えない状態になります。

この状態は「仮性近視」と呼ばれ、眼鏡やコンタクトレンズを使用しなくては、遠くが見えません。しかし「仮性」ですので、まだ、本書の眼筋を鍛えるゲームによって治すことができます。

しかし、この状態を放置すると視力低下は進み「真性近視」になってしまいます。そこまで進むと、視力が1・0以上の健康状態にまでは、まず、戻せません。真性近視ですと、たとえば、0・1の視力を0・3とか0・4にするとか、せいぜい、その程度の回復しか見込めないのです。

目がよくなる可能性が高い子ども時代に、早めに手を打ち、仮性近視を治すことは、将来のためにも絶対に必要な気配りです。

眼筋を鍛えることは、子どもを“守る”ことにも

多くの子どもの視野

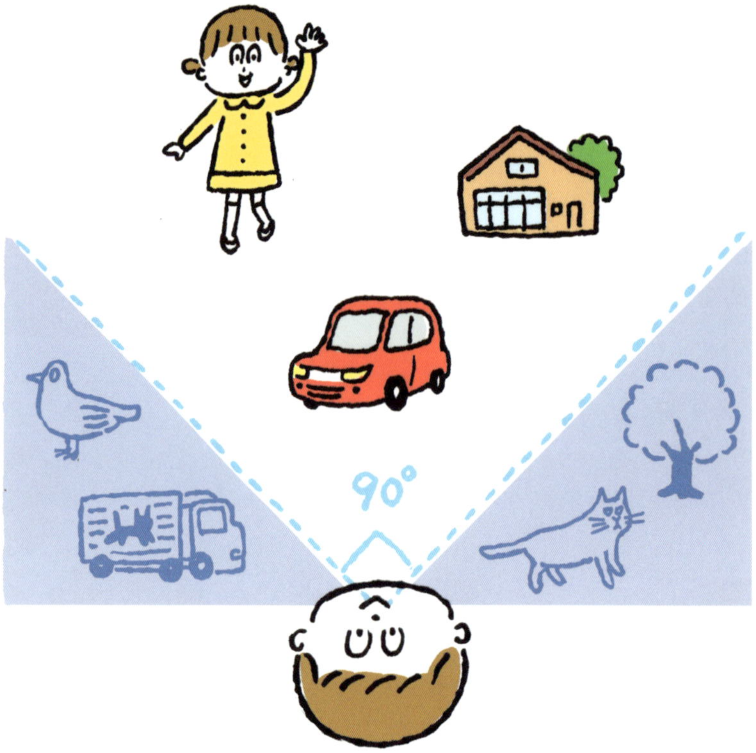

映像として目に取り込んでいても、意識的に見ていない状態。
見えていて前方90度くらいの狭い領域。

眼筋を鍛えれば、視野まで広がる！

7種類の眼筋は、鍛えれば自由自在に動かせるようになります。すると、遠近が楽に見えるようになるだけでなく、左右の視野も広がるのです。

視力低下というと、はっきり見えるか見えないかを重要視しがちですが、実は、最もマズいのは、狭い範囲しか見えていない「視野《しや》狭窄《きょうさく》」です。遠くが見えない近視は、最悪でも眼鏡などによって矯正が可能ですが、視野狭窄は眼鏡では矯正できません。

よく、道路を横断する時に「右を見て、左を見て、安全を確認して渡りましょう」と言われます。大多数の人は意識的に視野拡大のトレーニングを積んでいないので、左右を同

視野拡大トレーニングをしている子どもの視野

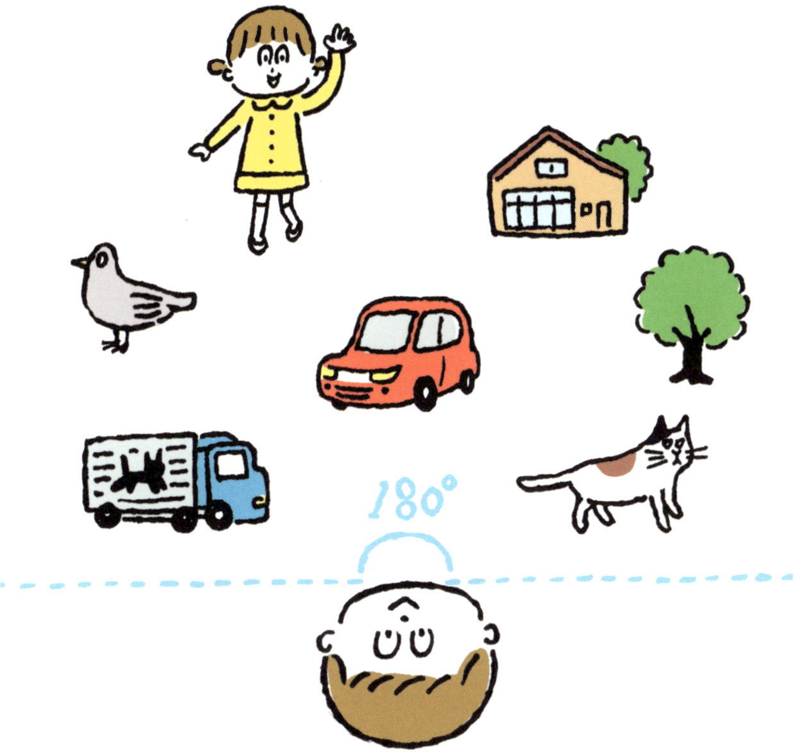

映像として目に取り込んだものが、全てきちんと見えている状態。
180度の視野、ほとんどが見える。

時に見ることができないからです。

右を見ている時には左が見えず（死角に入っている）左を見ている時には右が見えないので、死角から高速の暴走車が突っ込んできた場合には、避けることが極めて困難です。

実は、視野拡大のトレーニングを積んでいない人の目は「網膜には映像として映っているが、それを意識的には見ていない」状態にあります。これは「目は見ているのに、脳は見ていない」状態です。

本書では視野を広げるゲームも紹介します。「目が見ているものを、そのとおり脳も見ている」状態に持っていくことに主たる意図があります。

この見方ができるようになると、交差点で曲がってくる自動車にはねられるとか、自転車にぶつけられるといった「貰い事故」は、かなり防ぐことができるようになり、子どもを守ることにもつながります。

17ページからの

ゲームを始める前に

３つのゲームで遊びながら目をよくしよう！

視力を回復させる、あるいは視力を現在以上に悪化させない秘訣は、①目をよく動かすこと、②狭まりがちな視野を広げることです。

本書で紹介するゲームでは、この２つが自然にできるようになっています。

- めいろ（18～39ページ）
- まちがいさがし（40～53ページ）
- 見っけ！（54～67ページ）

の３つがあり、各ゲームごとに、「かんたん」「むずかしい」などのレベルがあります。かんたんなゲームから順番に、徐々に難易度を上げて進めていくことをオススメしますが、お子さんが好きなゲームがあれば、そこから始めても構いません。

また、めいろ、まちがいさがし、見っけ！の３つのゲームは、どれから取り組んでもＯＫ。好きなゲームから挑戦させましょう。

３つのゲーム共通の注意点

近視の場合は、眼鏡やコンタクトレンズは外してゲームを行いましょう。遠視の場合は、眼鏡をしたままゲームを行って構いません。

こんなときにやると効果的！

勉強の間の休憩時間、テレビ番組の合間のＣＭの時間など、ちょっとした隙間時間を利用してゲームを行うことでより効果が期待できます。

目は動かせば、動かすほどよくなるので、こまめに遊ばせましょう。

目がよくなるゲームには、こんな「うれしい効果」も！

ゲームを続けると視野が広くなるので、日常生活で交通事故などに遭《あ》いにくくなります。また、記憶力が強化できるようなゲームになっているので、続けることで記憶力も格段によくなります。

目をよくする遊び方のポイント

1 めいろ（18〜39ページ）について

スタートからゴールまで、視線だけで素早くたどって眼筋を鍛え、視野の拡大をはかるゲームです。指や鉛筆などを使ってしまうと、眼筋のトレーニングにならないため、視線だけでゴールまでたどり着くように。

頭の中でめいろの成功ルートを思い浮かべるのは少し難しいことでもありますが、これができるようになると記憶力が強化され、教科書の中の図形なども頭の中に映像として刻みつけて記憶することができます。やればやるほど目はよくなるので、めいろを一度クリアしたら、本をさかさまにしたり、横向きにして、何回も挑戦させましょう。

2 まちがいさがし（40〜53ページ）について

2枚の絵にあるまちがいをそれぞれ指定の数だけ見つけるゲームです。指や鉛筆などを使わず、視線だけでまちがいを見つけないと眼筋のトレーニングにならないので注意してください。まちがいを見つけることができたら、次に見つけたまちがいを一度に同時に見ます。**絵の中央に視点を置きつつ、その少し手前に焦点を合わせる**と、絵全体をほぼ均等に視野に入れることができます。お子さんが全体を見るのが難しそうであれば、「このあたりを見るんだよ」と、アドバイスしてあげてください。

3 見っけ！（54〜67ページ）について

指定されたモチーフを、指を使わずに視線だけで探して眼筋を鍛えるゲームです。

まず、1種類のモチーフ（例：赤鬼）を探します。赤鬼を見つけられたら、もう1種類のモチーフ（例：青鬼）を目だけで探し、見つけます。交互に、赤鬼、青鬼、赤鬼、青鬼…と探していって、できるだけ早く対象のモチーフを全て見つけられたらゲームクリアです。

「交互に探す」ことで目が四方八方に動き、眼筋のトレーニングになるので、交互にモチーフ探しができていない場合は、目標となるモチーフを交互に探すように促してあげてください。

コラム❶

子どもの目をよくする習慣・遊びって？

目をよくする習慣

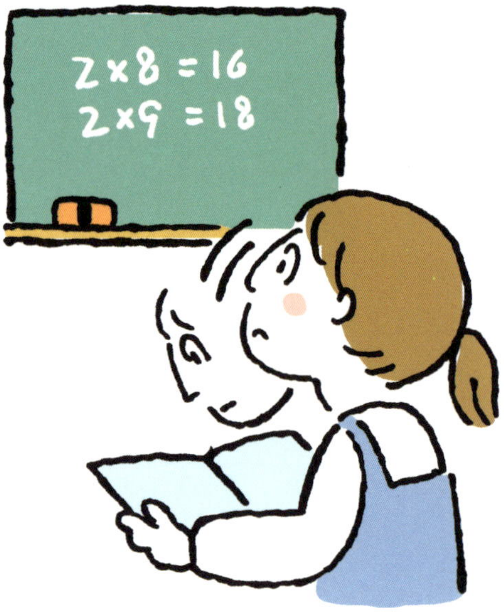

授業時や塾での勉強時に、先生の顔や黒板だけをじっと見たり、手元の教科書・ノートだけを見ないこと。可能な限り頻繁に先生や黒板と、手元の教科書・ノートとを交互に見る習慣をつけましょう。遠くと近く、交互に見ることが毛様体筋のトレーニングになり、仮性近視の予防と改善に役立ちます。

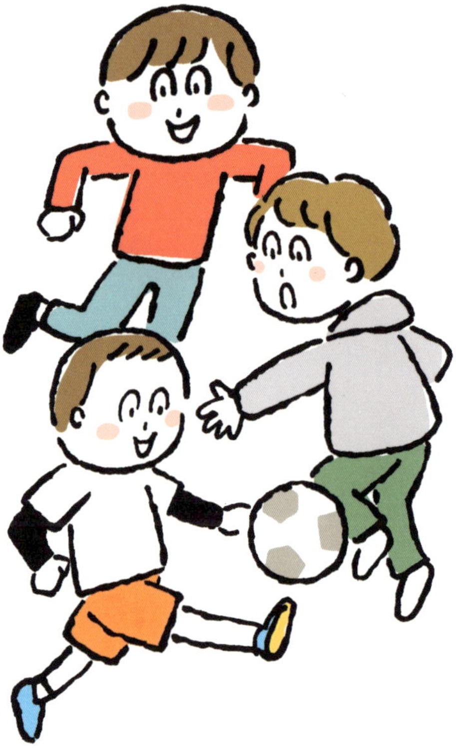

目をよくする遊び

サッカーやバスケットボール、ドッジボールのようなチームプレーの遊びが目にはよいでしょう。
敵、味方の全員を常に意識的に見ることが、視野の拡大に極めて効果的です。

ゲームは
ここから!

子どもの目が
よくなる
すごいゲーム

めいろ①

むずかしさレベル
かんたん

せいげん時間《じかん》
10秒《びょう》

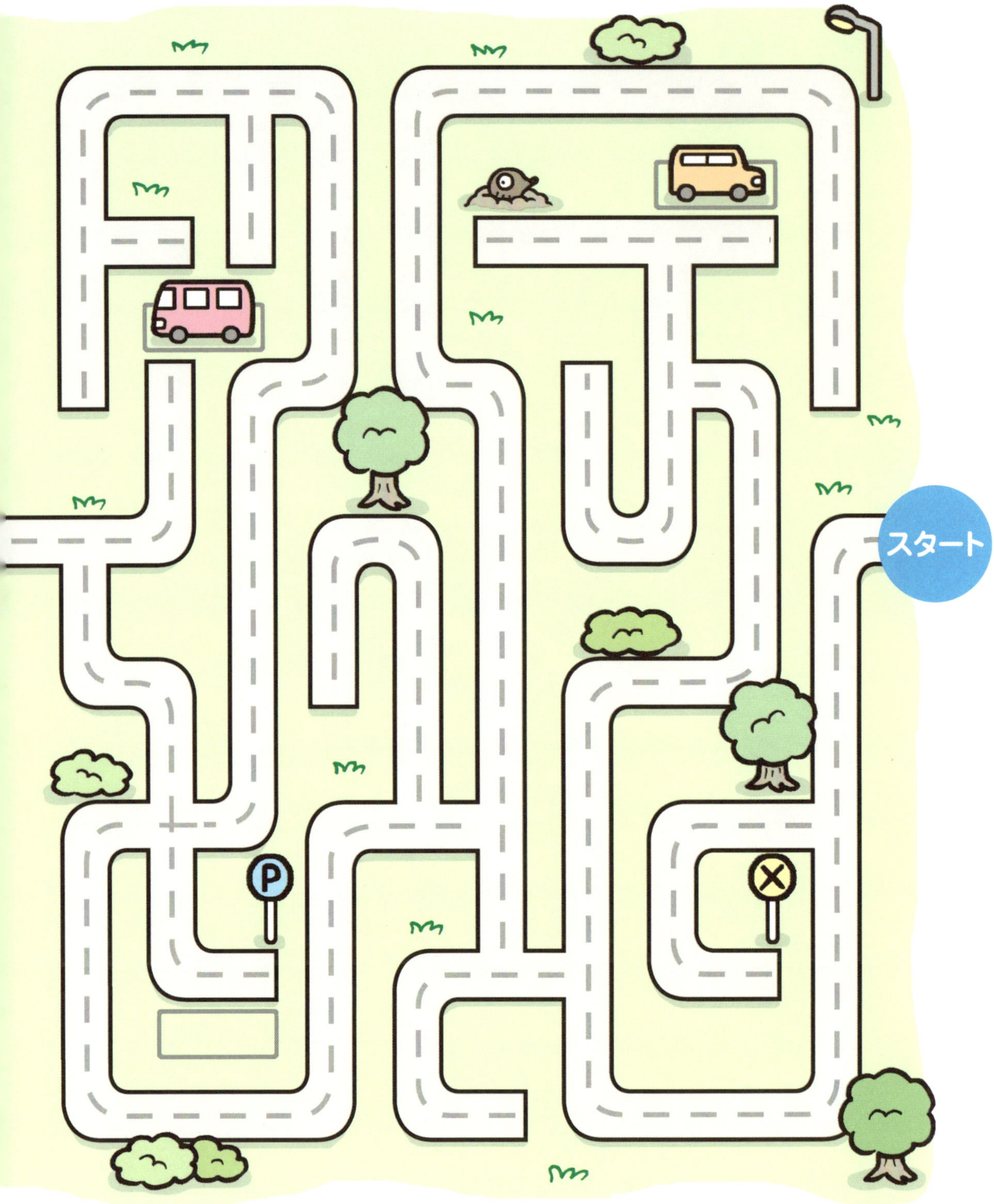

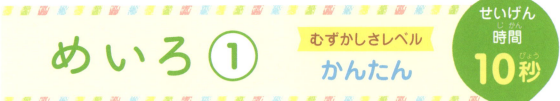

❶ 指《ゆび》は使《つか》わずに目《め》だけでスタートからゴールまで、できるだけ早《はや》くたどりつこう！

❷ せいげん時間内《じかんない》にゴールまでたどりついたら、
頭《あたま》の中《なか》でスタートからゴールまでの成功《せいこう》ルートを思《おも》いうかべてみよう。
それができるようになったら、めいろ全体《ぜんたい》を頭《あたま》の中《なか》で思《おも》いうかべよう。

お父さん・お母さんへ 目をよくする遊び方のポイントは15ページ❶へ。

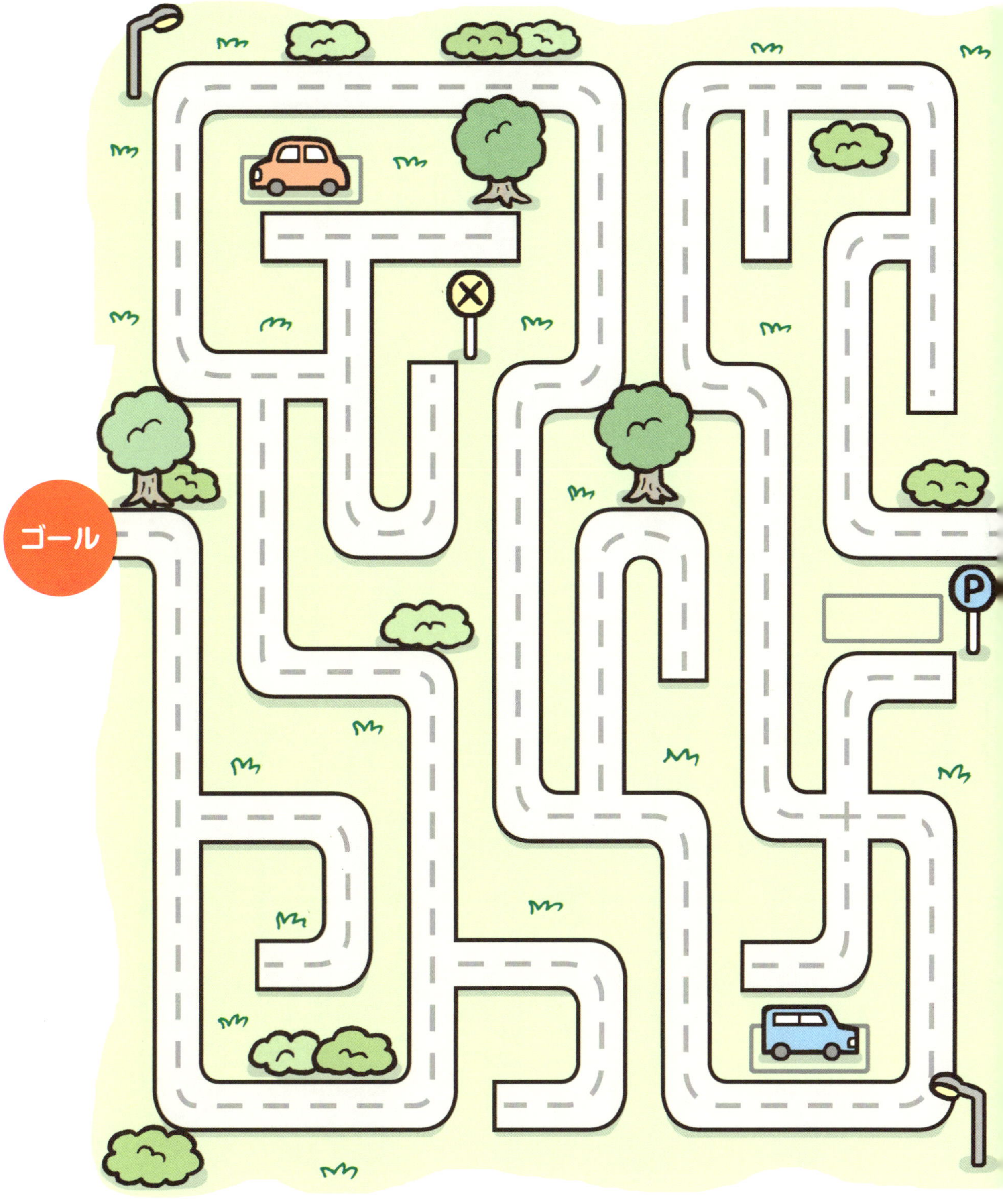

めいろ②

むずかしさレベル

ふつう

せいげん
時間《じかん》
20秒《びょう》

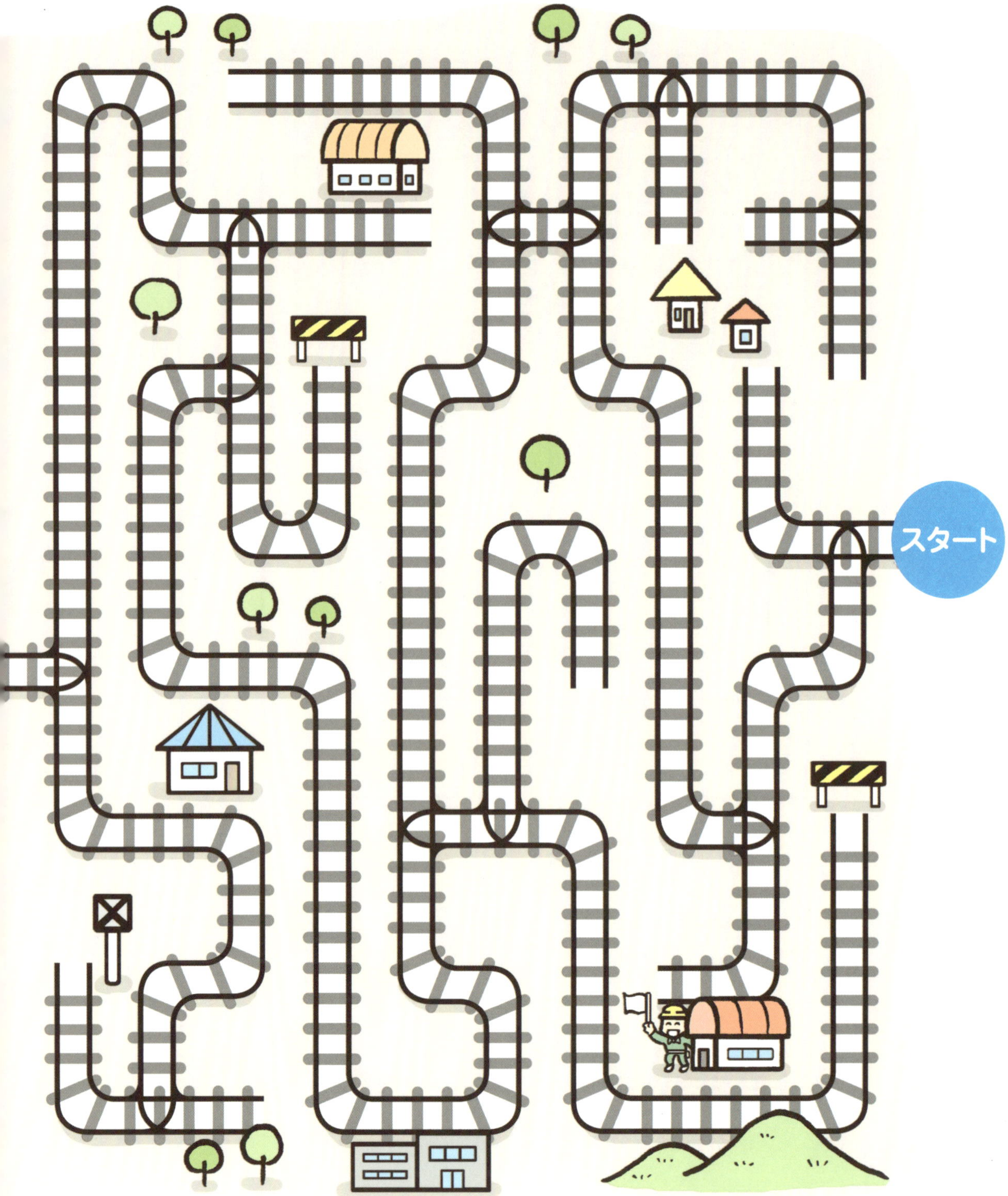

❶ 指《ゆび》は使《つか》わずに目《め》だけでスタートからゴールまで、できるだけ早《はや》くたどりつこう！

❷ せいげん時間内《じかんない》にゴールまでたどりついたら、
頭《あたま》の中《なか》でスタートからゴールまでの成功《せいこう》ルートを思《おも》いうかべてみよう。
それができるようになったら、めいろ全体《ぜんたい》を頭《あたま》の中《なか》で思《おも》いうかべよう。

お父さん・お母さんへ　目をよくする遊び方のポイントは15ページ❶へ。

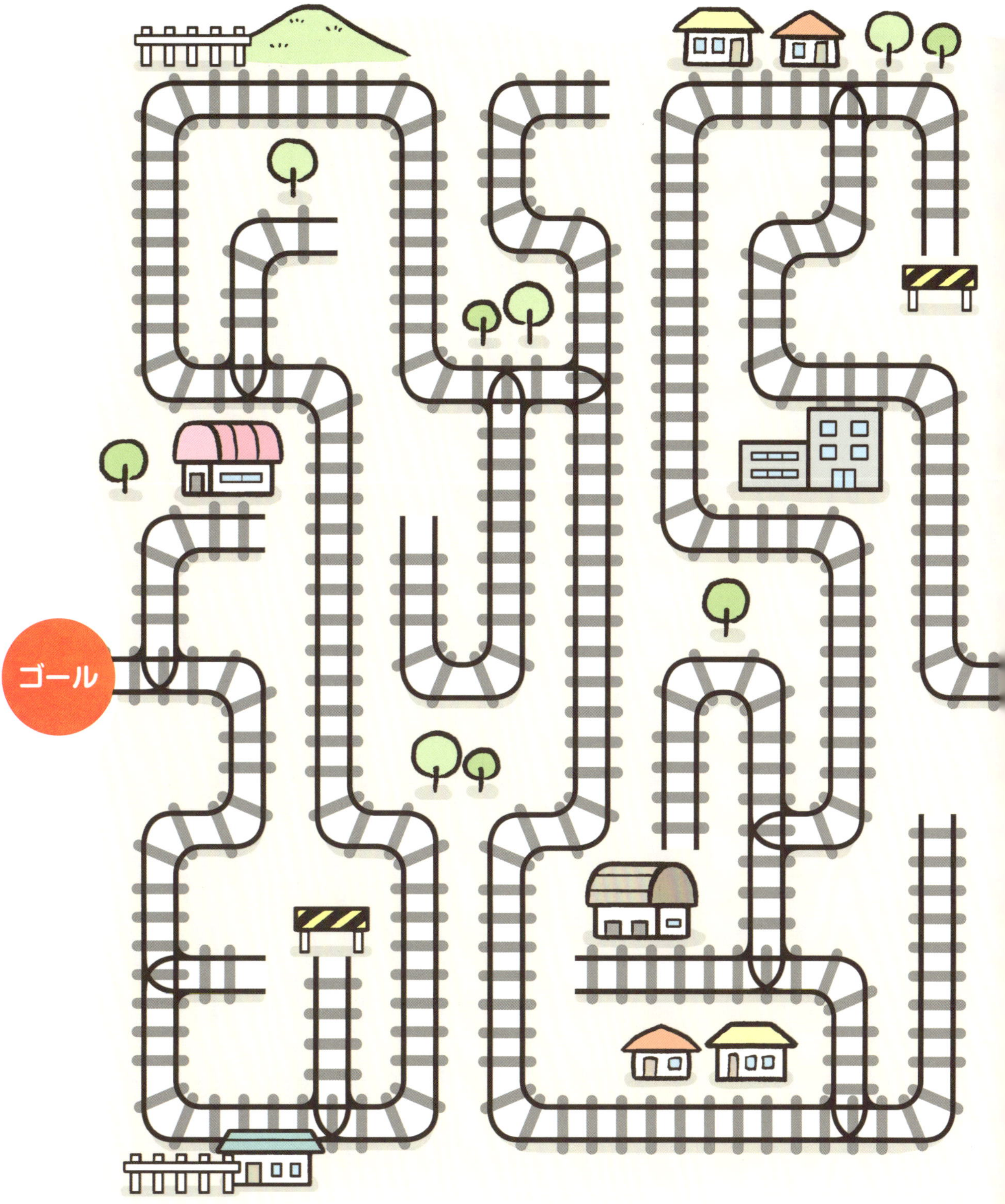

めいろ③

むずかしさレベル
ふつう

せいげん時間《じかん》
20秒《びょう》

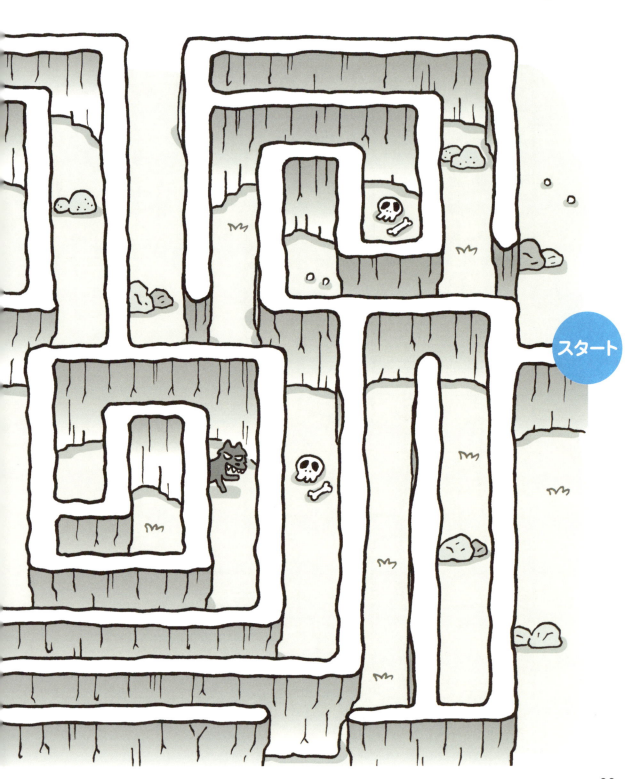

❶ 指《ゆび》は使《つか》わずに目《め》だけで、かべの上《うえ》をスタートからゴールまで、できるだけ早《はや》くたどりつこう！

❷ せいげん時間内《じかんない》にゴールまでたどりついたら、
頭《あたま》の中《なか》でスタートからゴールまでの成功《せいこう》ルートを思《おも》いうかべてみよう。
それができるようになったら、めいろ全体《ぜんたい》を頭《あたま》の中《なか》で思《おも》いうかべよう。

お父さん・お母さんへ 目をよくする遊び方のポイントは15ページ❶へ。

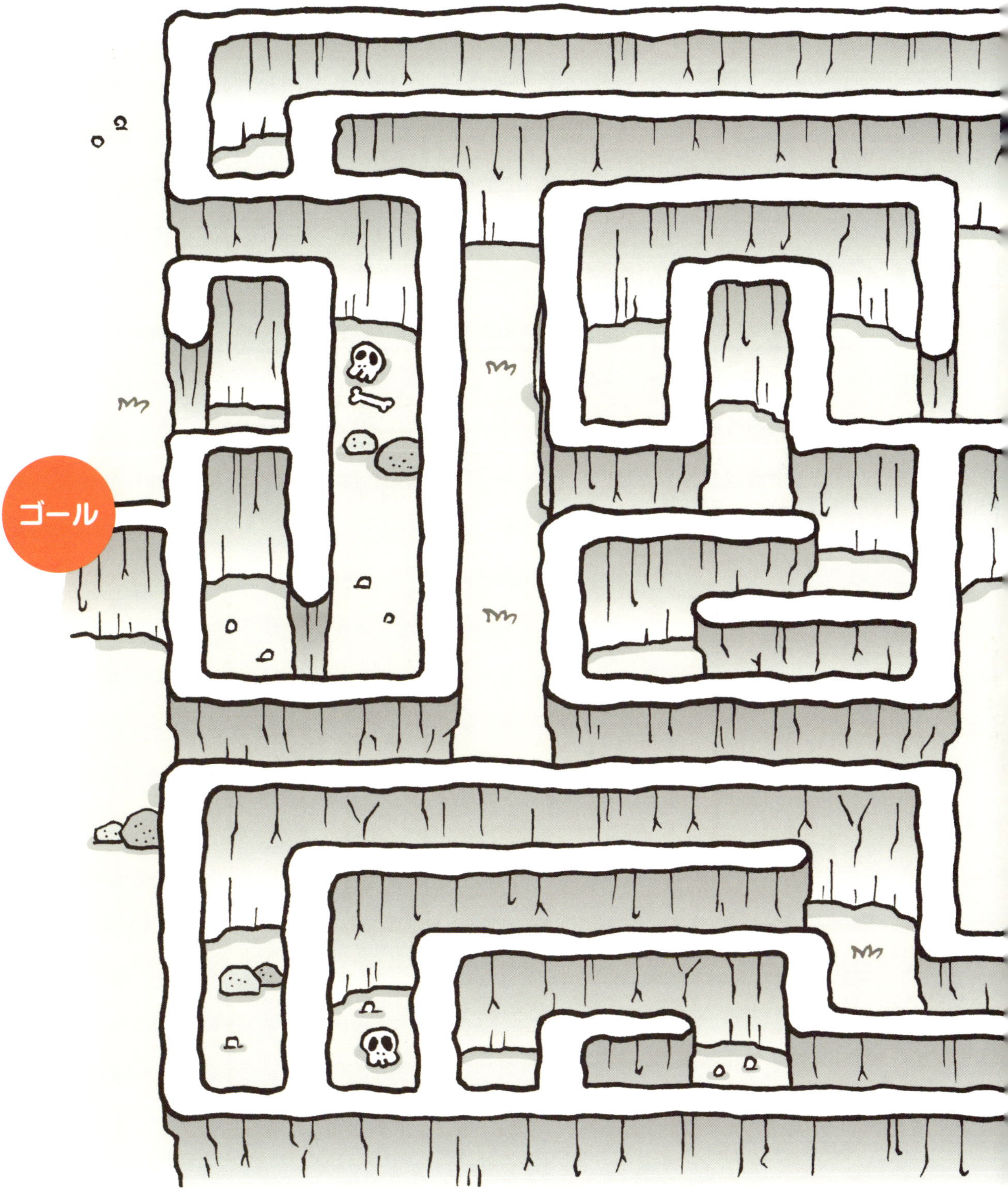

めいろ④

むずかしさレベル

ふつう

せいげん
時間《じかん》
20秒《びょう》

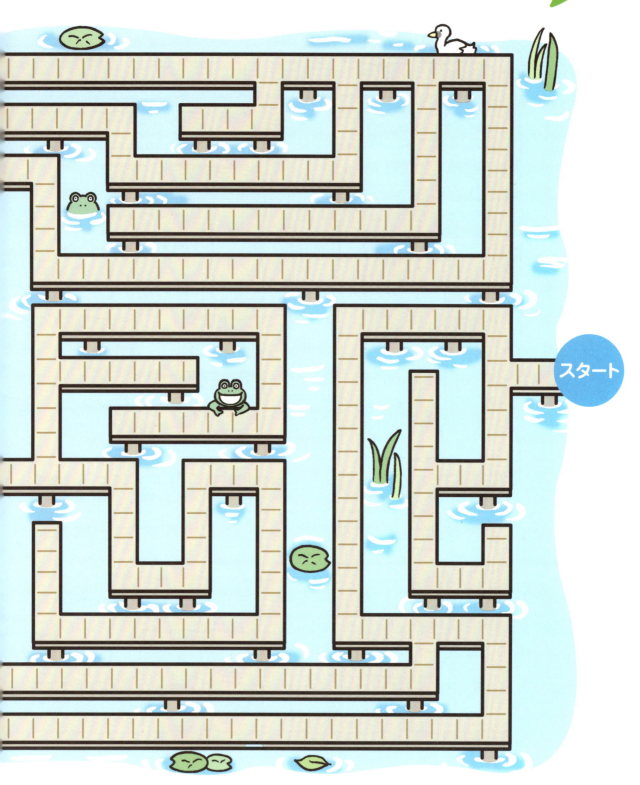

❶ **指《ゆび》は使《つか》わずに目《め》だけでスタートからゴールまで、できるだけ早《はや》くたどりつこう！**

❷ **せいげん時間内《じかんない》にゴールまでたどりついたら、
頭《あたま》の中《なか》でスタートからゴールまでの成功《せいこう》ルートを思《おも》いうかべてみよう。
それができるようになったら、めいろ全体《ぜんたい》を頭《あたま》の中《なか》で思《おも》いうかべよう。**

お父さん・お母さんへ 目をよくする遊び方のポイントは15ページ❶へ。

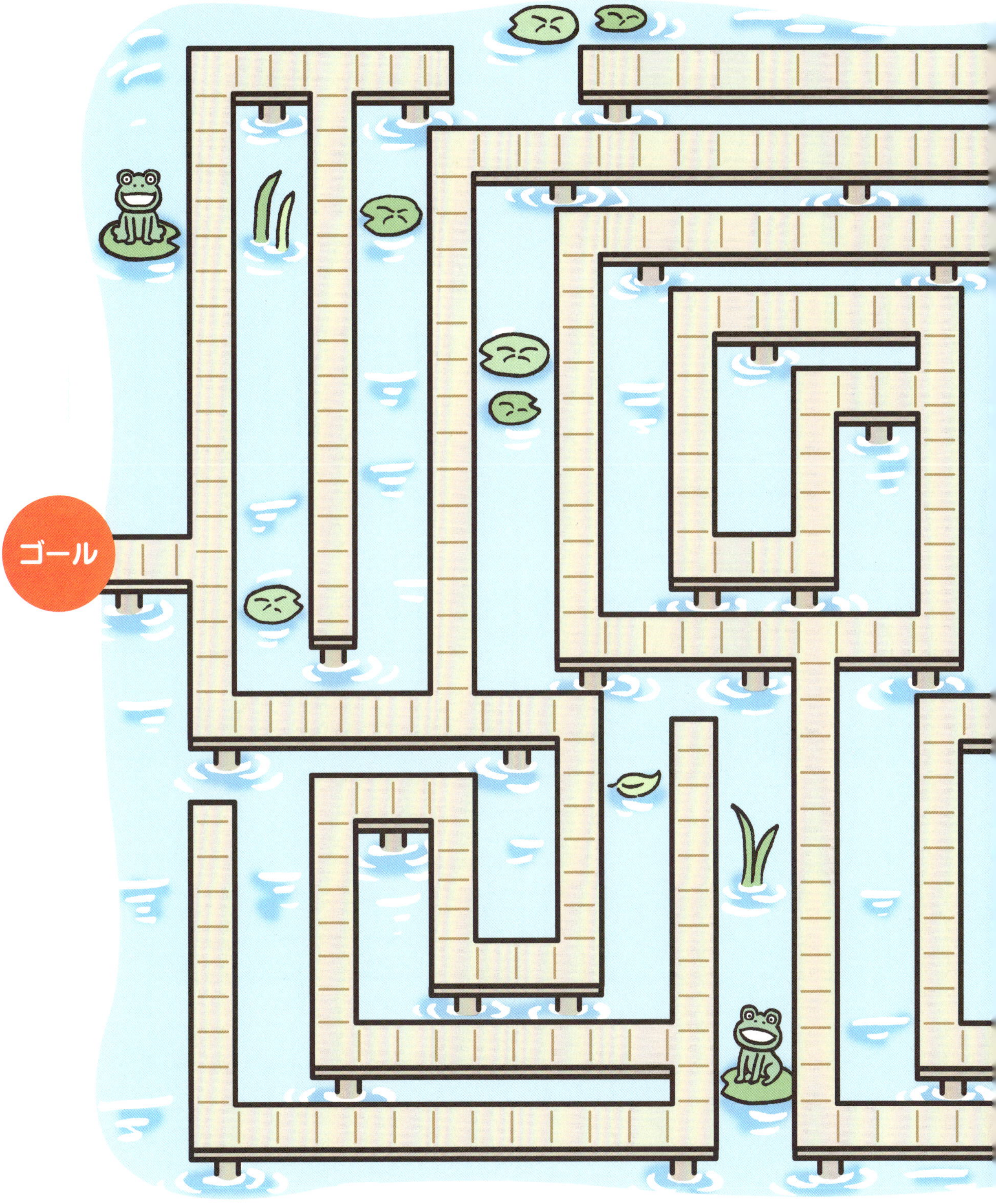

めいろ⑤

むずかしさレベル

ちょっとむずかしい

せいげん時間《じかん》

25秒《びょう》

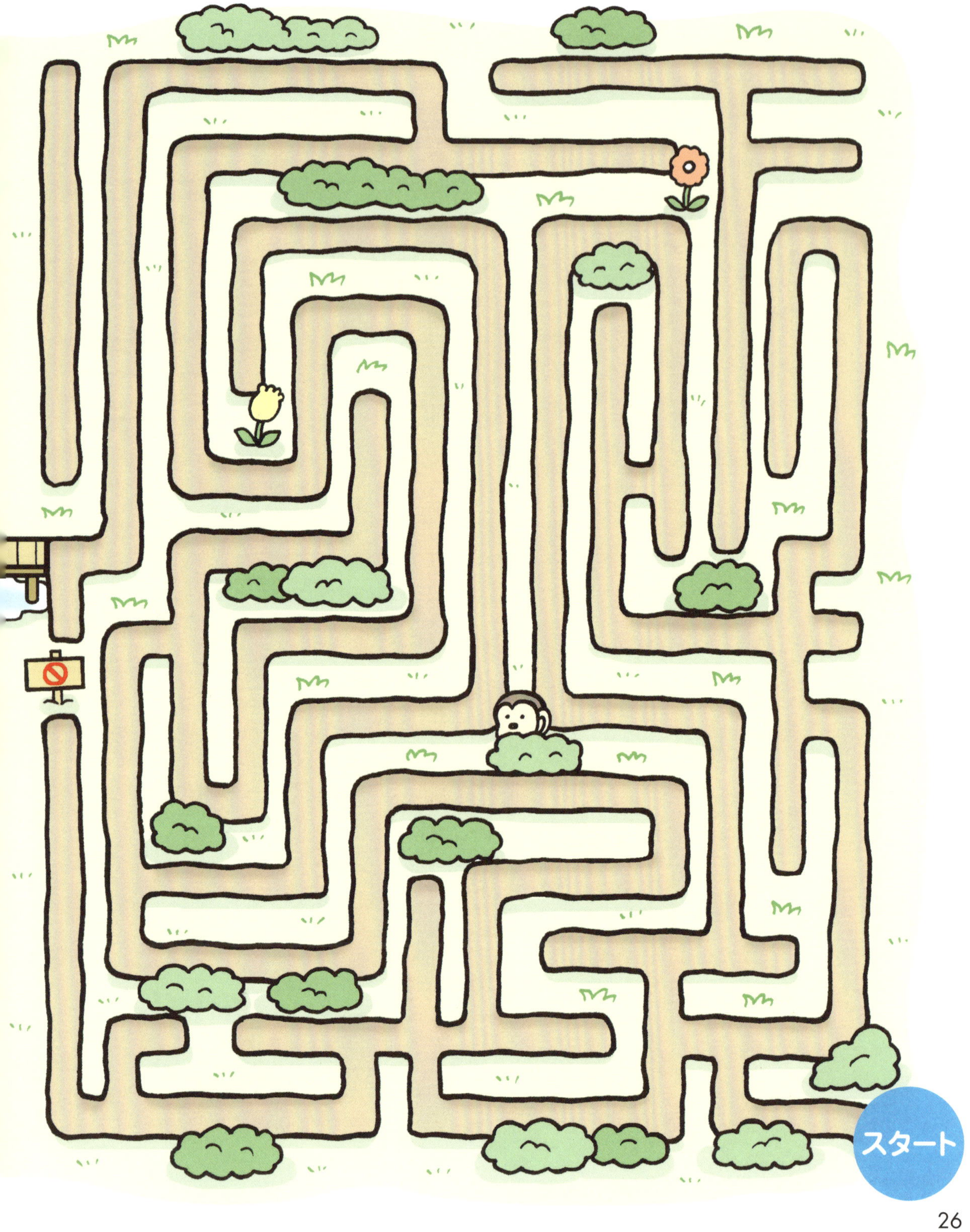

❶ 指《ゆび》は使《つか》わずに目《め》だけでスタートからゴールまで、できるだけ早《はや》くたどりつこう！

❷ せいげん時《じ》間内《かんない》にゴールまでたどりついたら、
頭《あたま》の中《なか》でスタートからゴールまでの成功《せいこう》ルートを思《おも》いうかべてみよう。
それができるようになったら、めいろ全体《ぜんたい》を頭《あたま》の中《なか》で思《おも》いうかべよう。

お父さん・お母さんへ 目をよくする遊び方のポイントは15ページ❶へ。

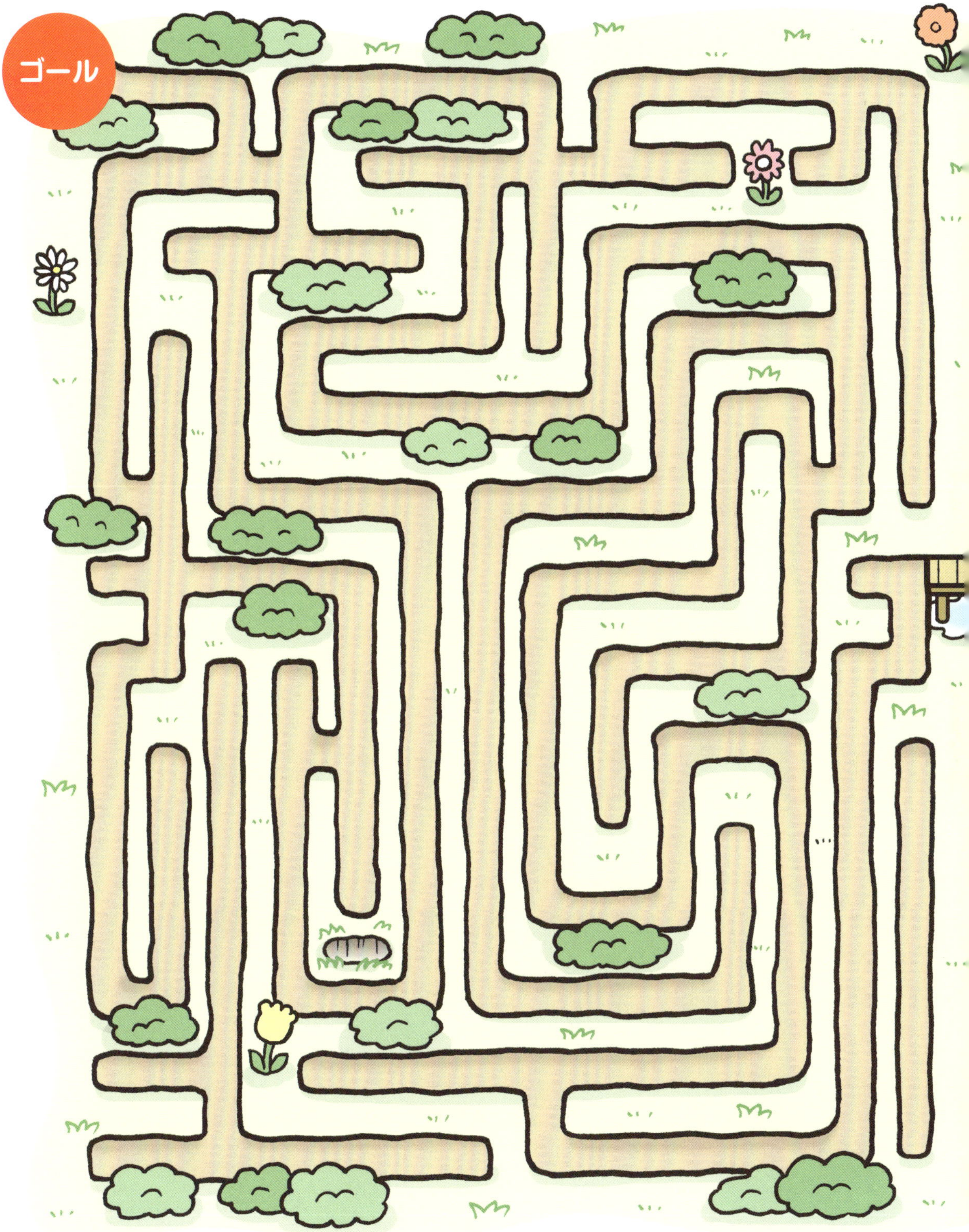

めいろ⑥

むずかしさレベル
ちょっとむずかしい

せいげん
時間《じかん》
25秒《びょう》

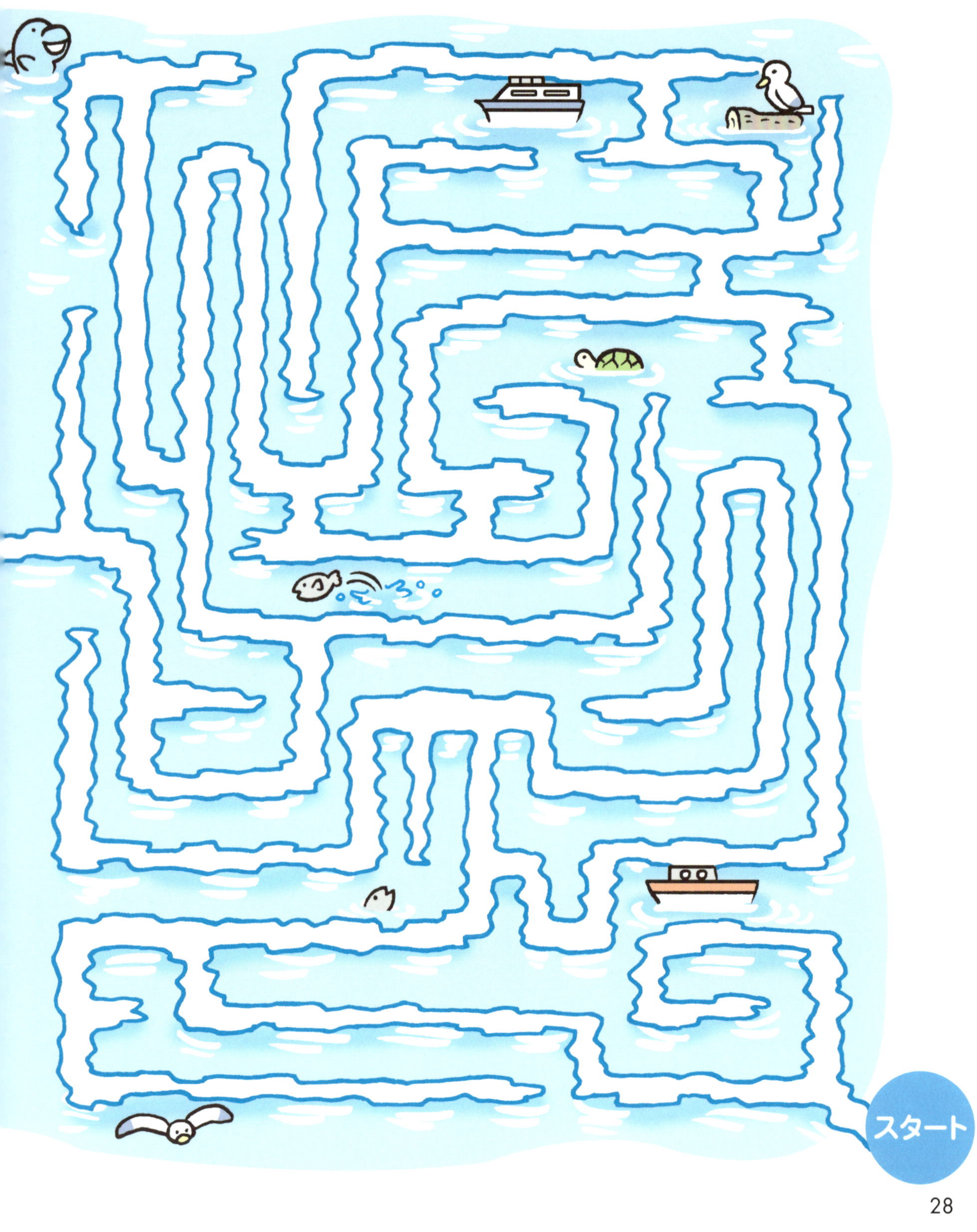

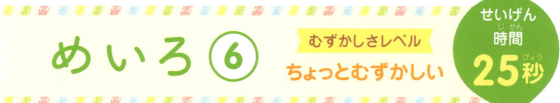

❶ 指《ゆび》は使《つか》わずに目《め》だけで、白《しろ》い氷《こおり》の上《うえ》をわたって
スタートからゴールまで、できるだけ早《はや》くたどりつこう！

❷ せいげん時《じ》間内《かんない》にゴールまでたどりついたら、
頭《あたま》の中《なか》でスタートからゴールまでの成功《せいこう》ルートを思《おも》いうかべてみよう。
それができるようになったら、めいろ全体《ぜんたい》を頭《あたま》の中《なか》で思《おも》いうかべよう。

お父さん・お母さんへ　目をよくする遊び方のポイントは15ページ❶へ。

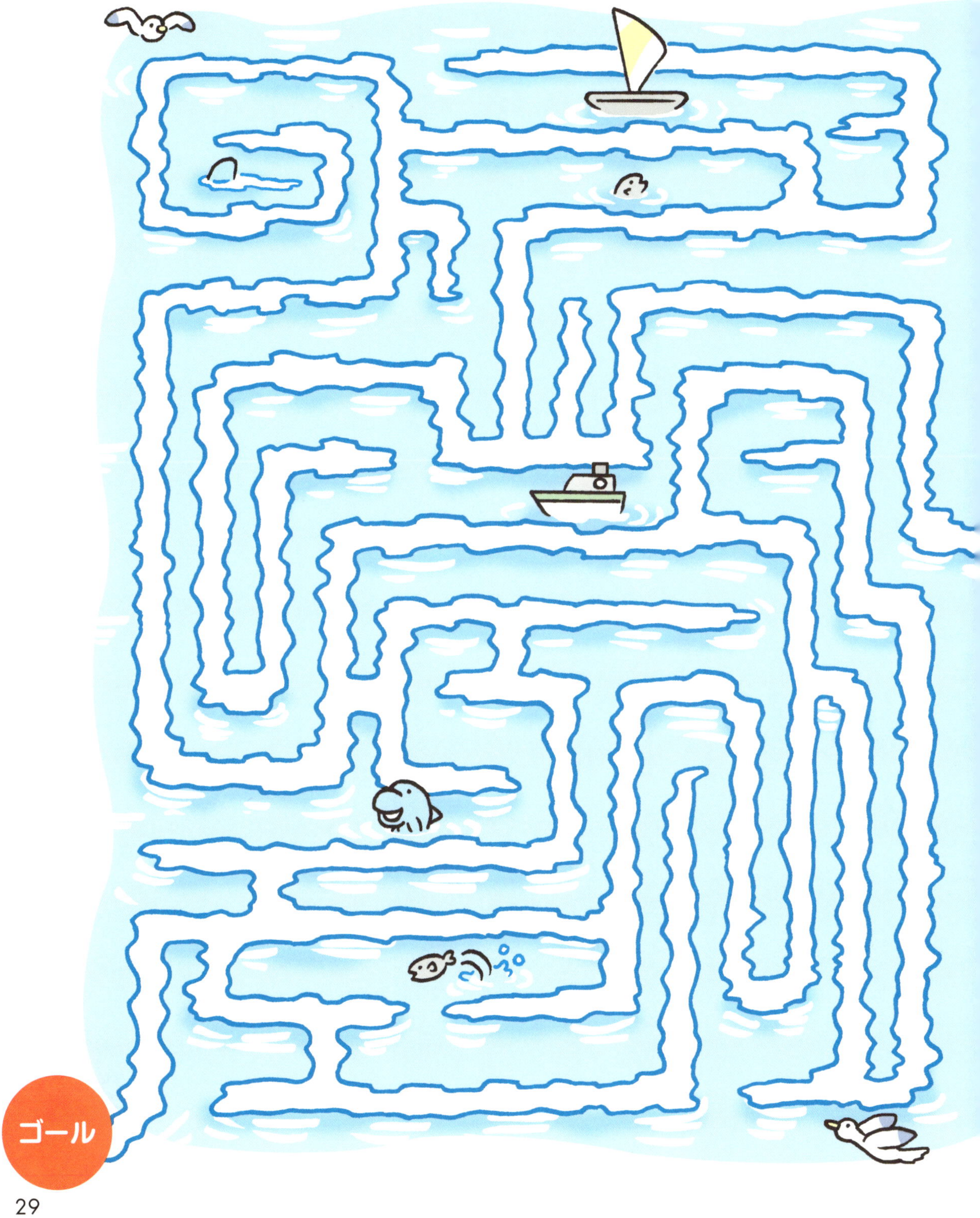

めいろ ⑦

むずかしさレベル
ちょっとむずかしい

せいげん
時間《じかん》
25秒《びょう》

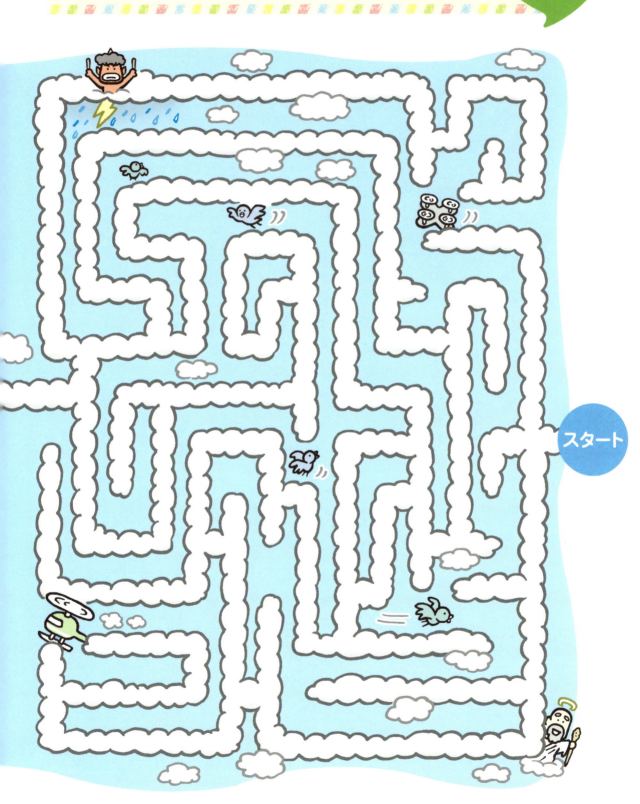

❶ 指《ゆび》は使《つか》わずに目《め》だけで、雲《くも》の上《うえ》をわたって
スタートからゴールまで、できるだけ早《はや》くたどりつこう！

❷ せいげん時間内《じかんない》にゴールまでたどりついたら、
頭《あたま》の中《なか》でスタートからゴールまでの成功《せいこう》ルートを思《おも》いうかべてみよう。
それができるようになったら、めいろ全体《ぜんたい》を頭《あたま》の中《なか》で思《おも》いうかべよう。

お父さん･お母さんへ 目をよくする遊び方のポイントは15ページ❶へ。

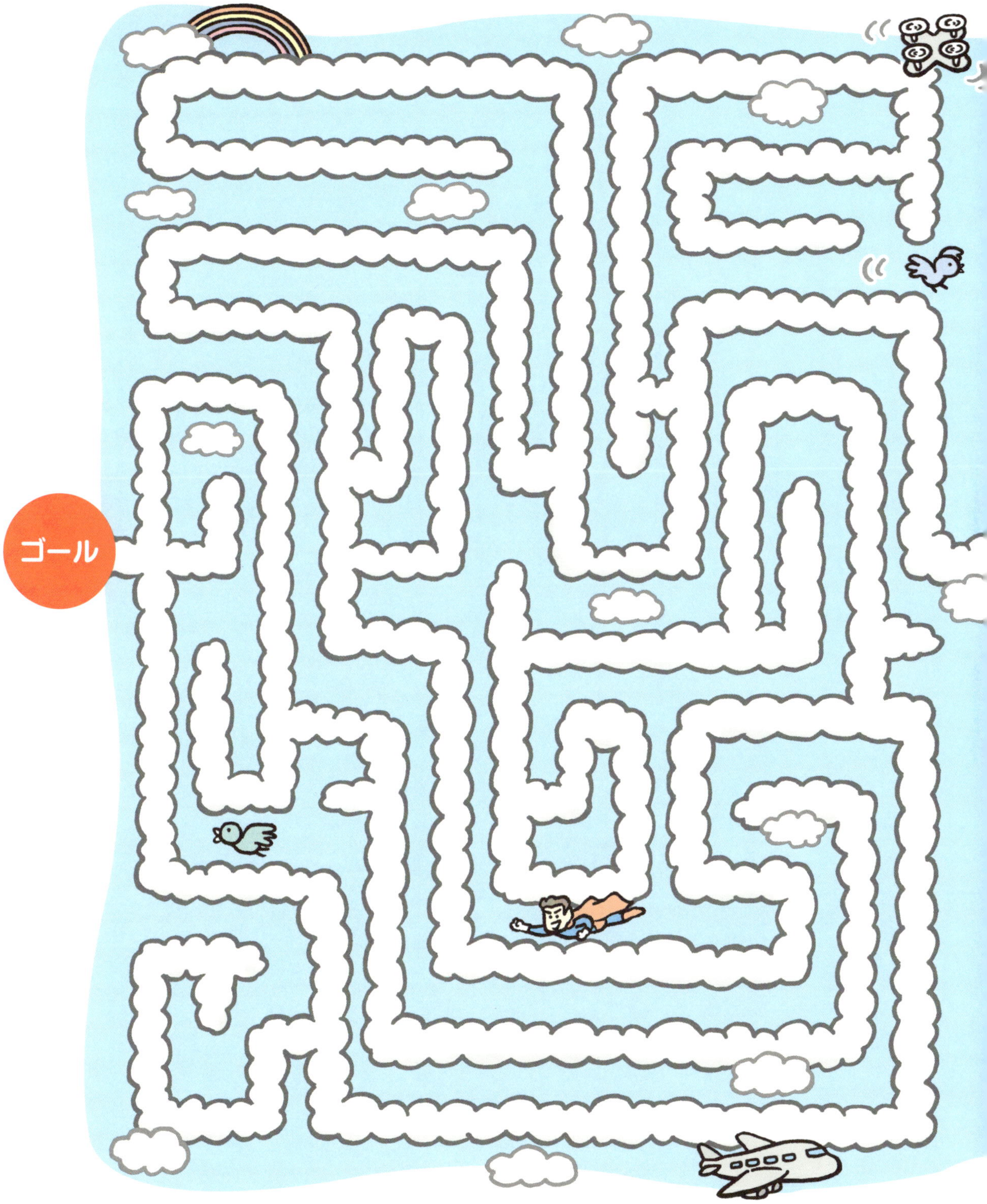

めいろ ⑧

むずかしさレベル

ちょっとむずかしい

せいげん時間《じかん》

25秒《びょう》

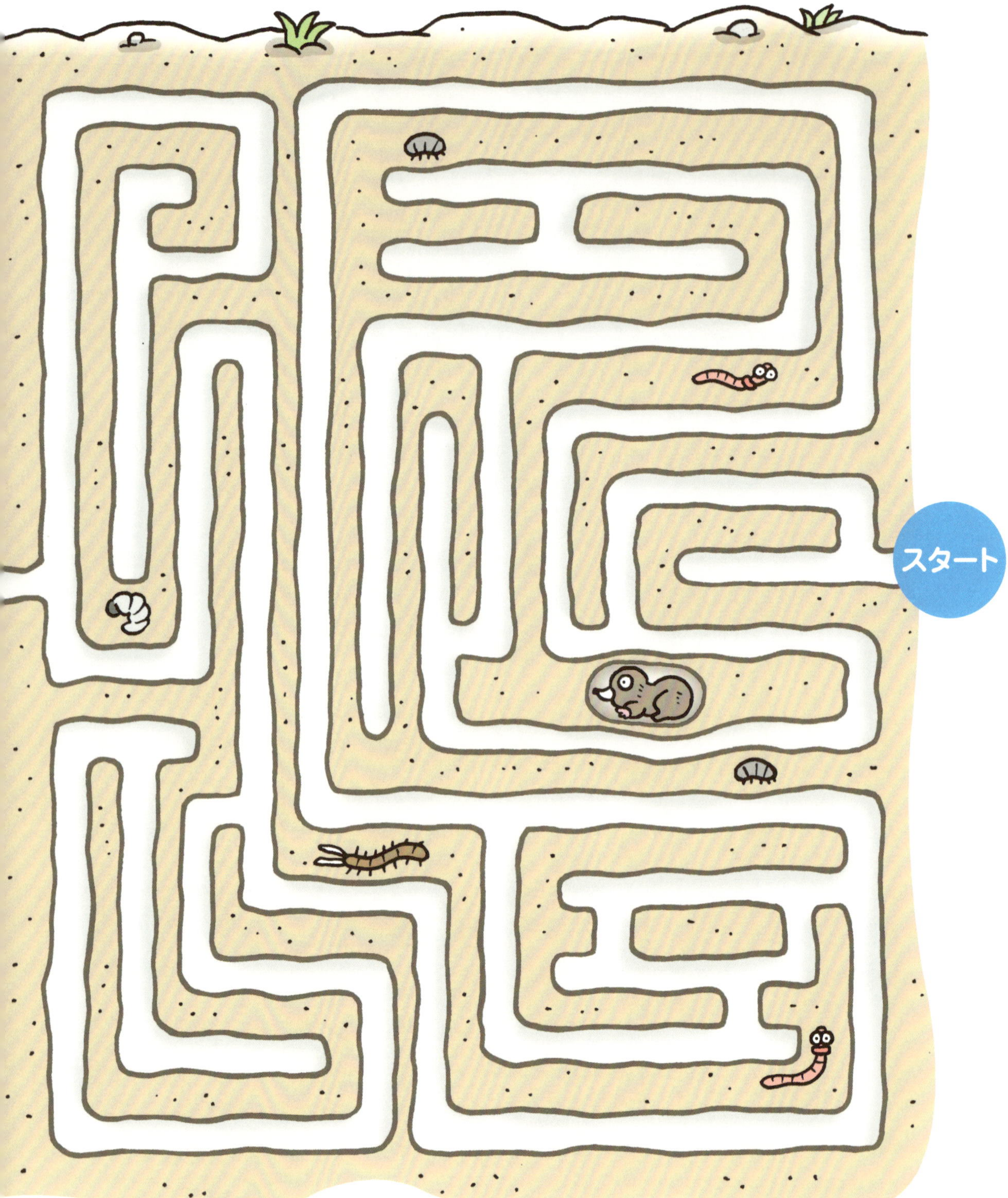

❶ 指《ゆび》は使《つか》わずに目《め》だけでスタートからゴールまで、できるだけ早《はや》くたどりつこう！

❷ せいげん時間内《じかんない》にゴールまでたどりついたら、
頭《あたま》の中《なか》でスタートからゴールまでの成功《せいこう》ルートを思《おも》いうかべてみよう。
それができるようになったら、めいろ全体《ぜんたい》を頭《あたま》の中《なか》で思《おも》いうかべよう。

お父さん・お母さんへ 目をよくする遊び方のポイントは15ページ❶へ。

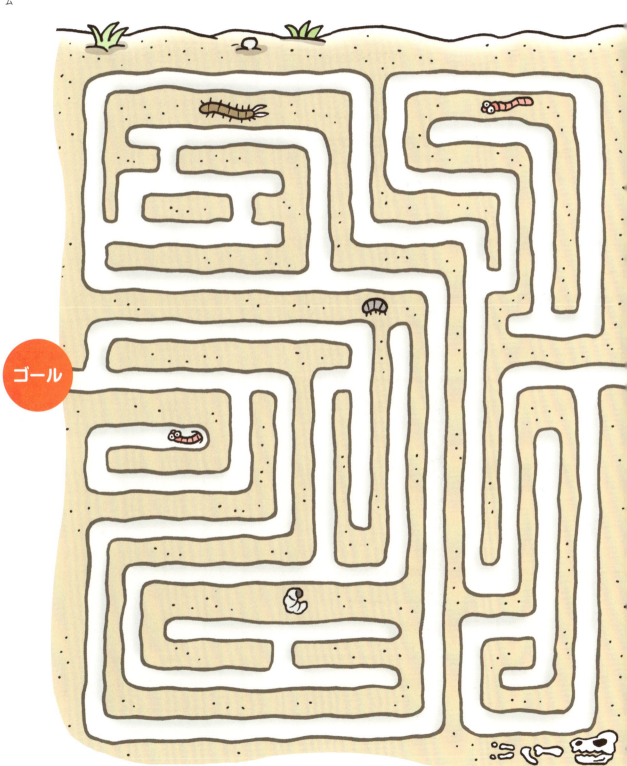

めいろ ⑨

むずかしさレベル
むずかしい

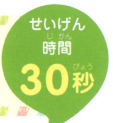

せいげん
時間《じかん》
30秒《びょう》

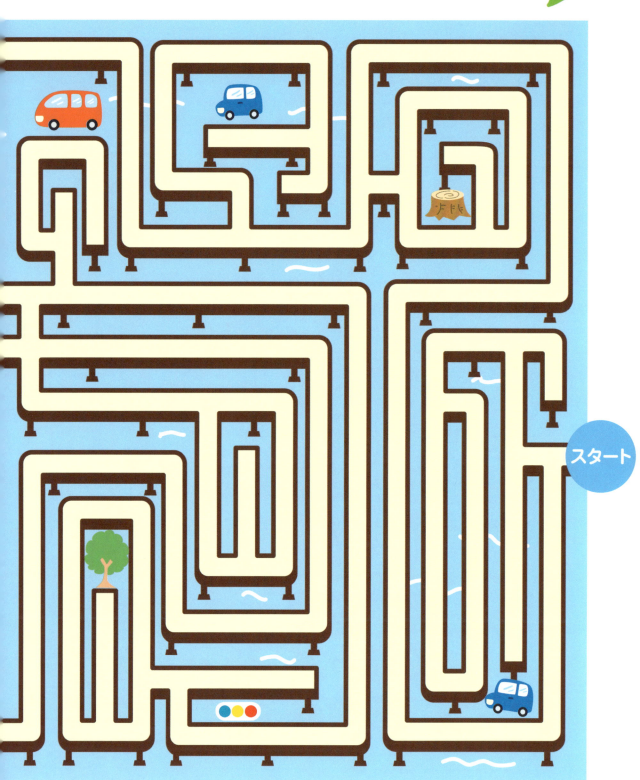

❶ 指《ゆび》は使《つか》わずに目《め》だけでスタートからゴールまで、できるだけ早《はや》くたどりつこう！

❷ せいげん時間内《じかんない》にゴールまでたどりついたら、
頭《あたま》の中《なか》でスタートからゴールまでの成功《せいこう》ルートを思《おも》いうかべてみよう。
それができるようになったら、めいろ全体《ぜんたい》を頭《あたま》の中《なか》で思《おも》いうかべよう。

お父さん・お母さんへ 目をよくする遊び方のポイントは15ページ❶へ。

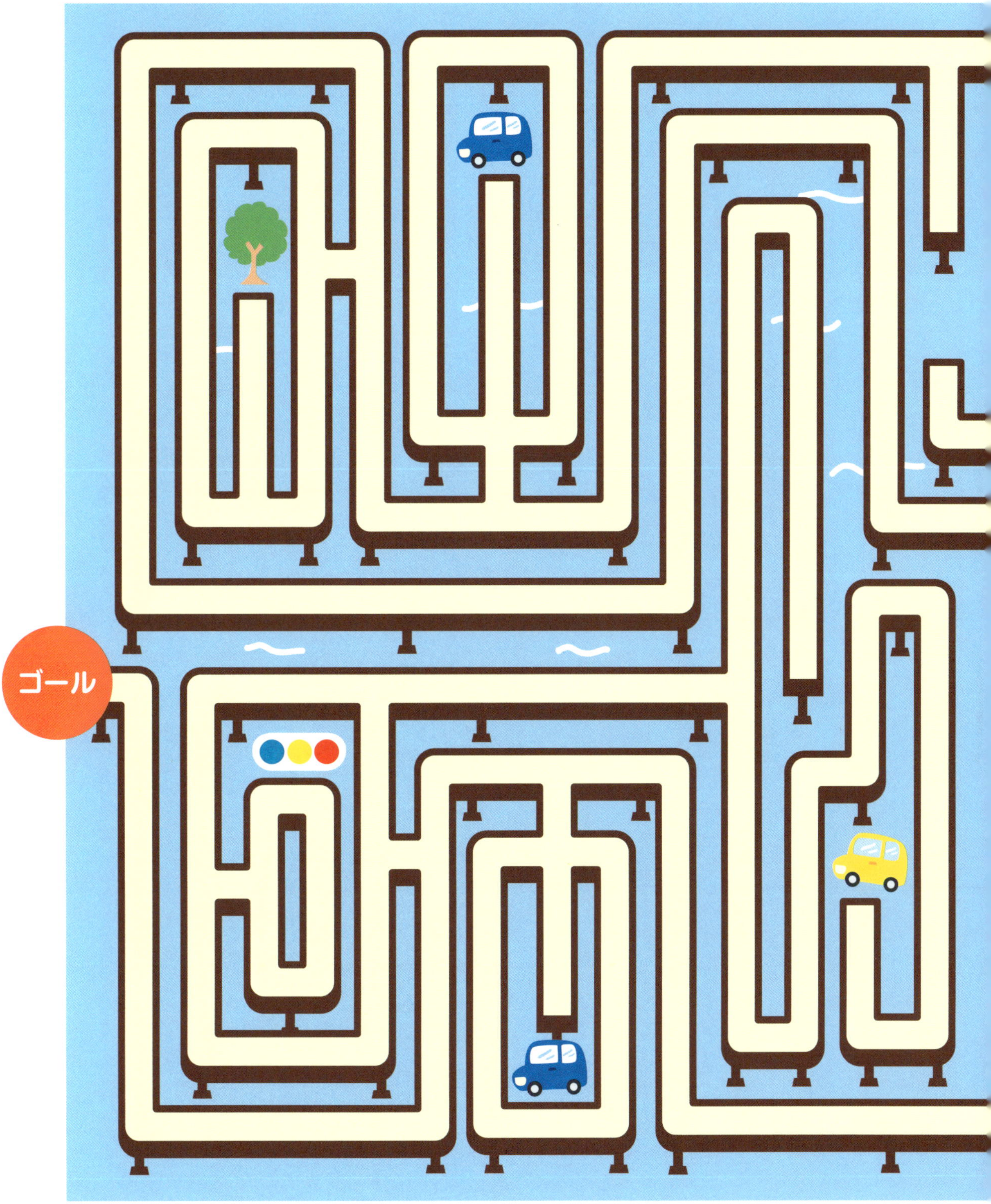

めいろ ⑩

むずかしさレベル
むずかしい

せいげん
時間《じかん》
30秒《びょう》

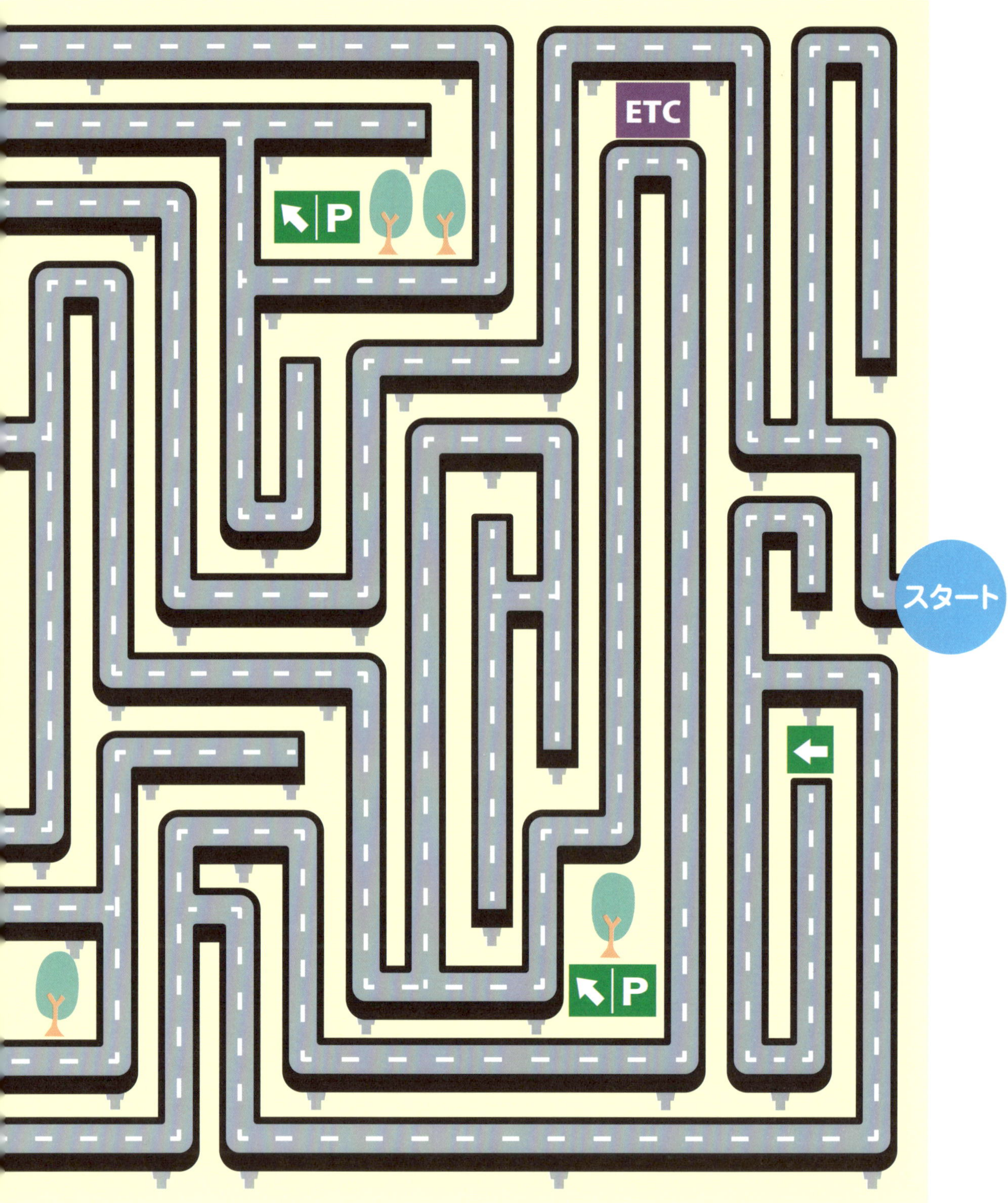

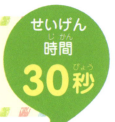

❶ 指《ゆび》は使《つか》わずに目《め》だけでスタートからゴールまで、できるだけ早《はや》くたどりつこう！

❷ せいげん時間内《じかんない》にゴールまでたどりついたら、
頭《あたま》の中《なか》でスタートからゴールまでの成功《せいこう》ルートを思《おも》いうかべてみよう。
それができるようになったら、めいろ全体《ぜんたい》を頭《あたま》の中《なか》で思《おも》いうかべよう。

お父さん・お母さんへ　目をよくする遊び方のポイントは15ページ❶へ。

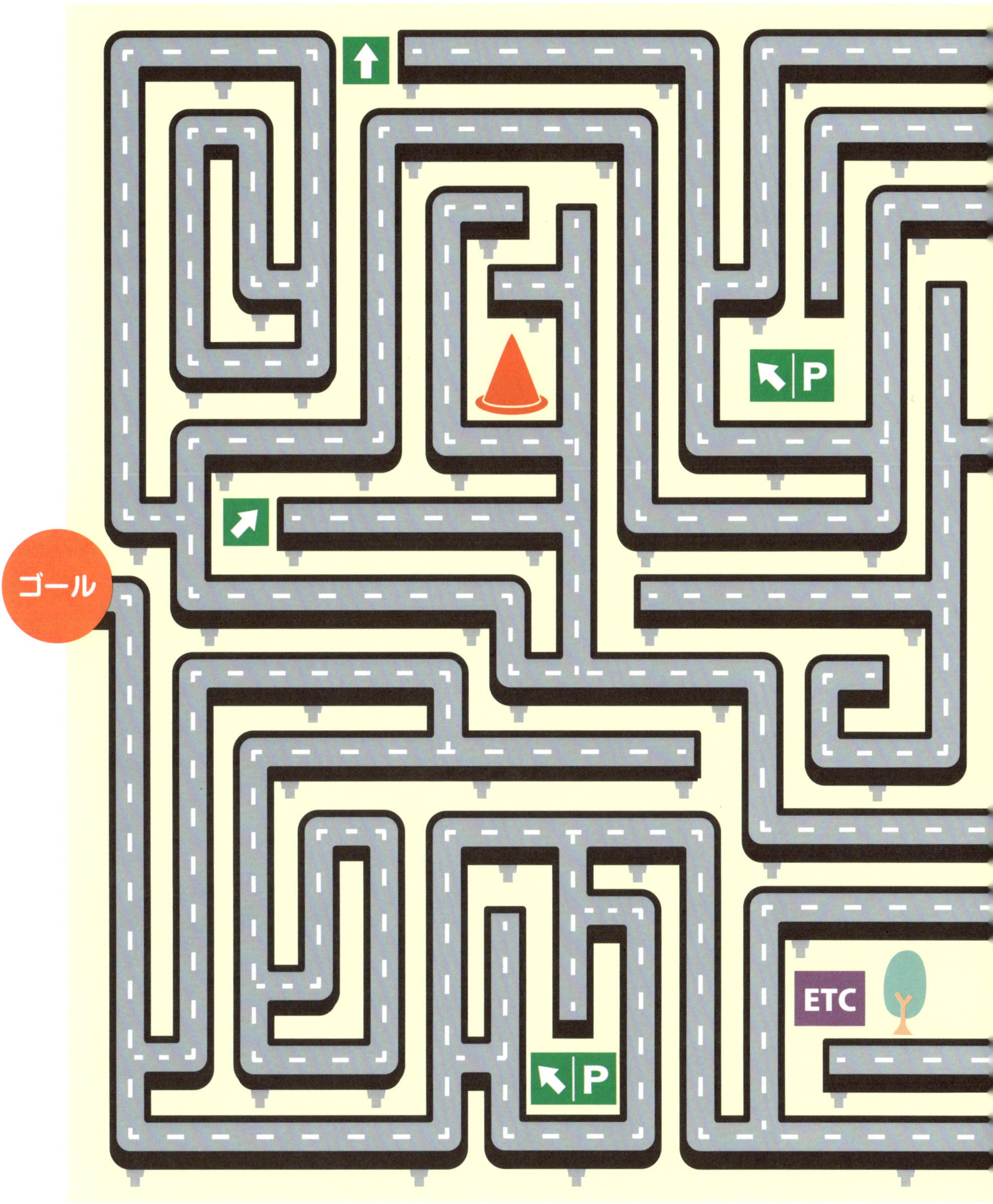

めいろ ⑪

むずかしさレベル
むずかしい

せいげん時間《じかん》
30秒《びょう》

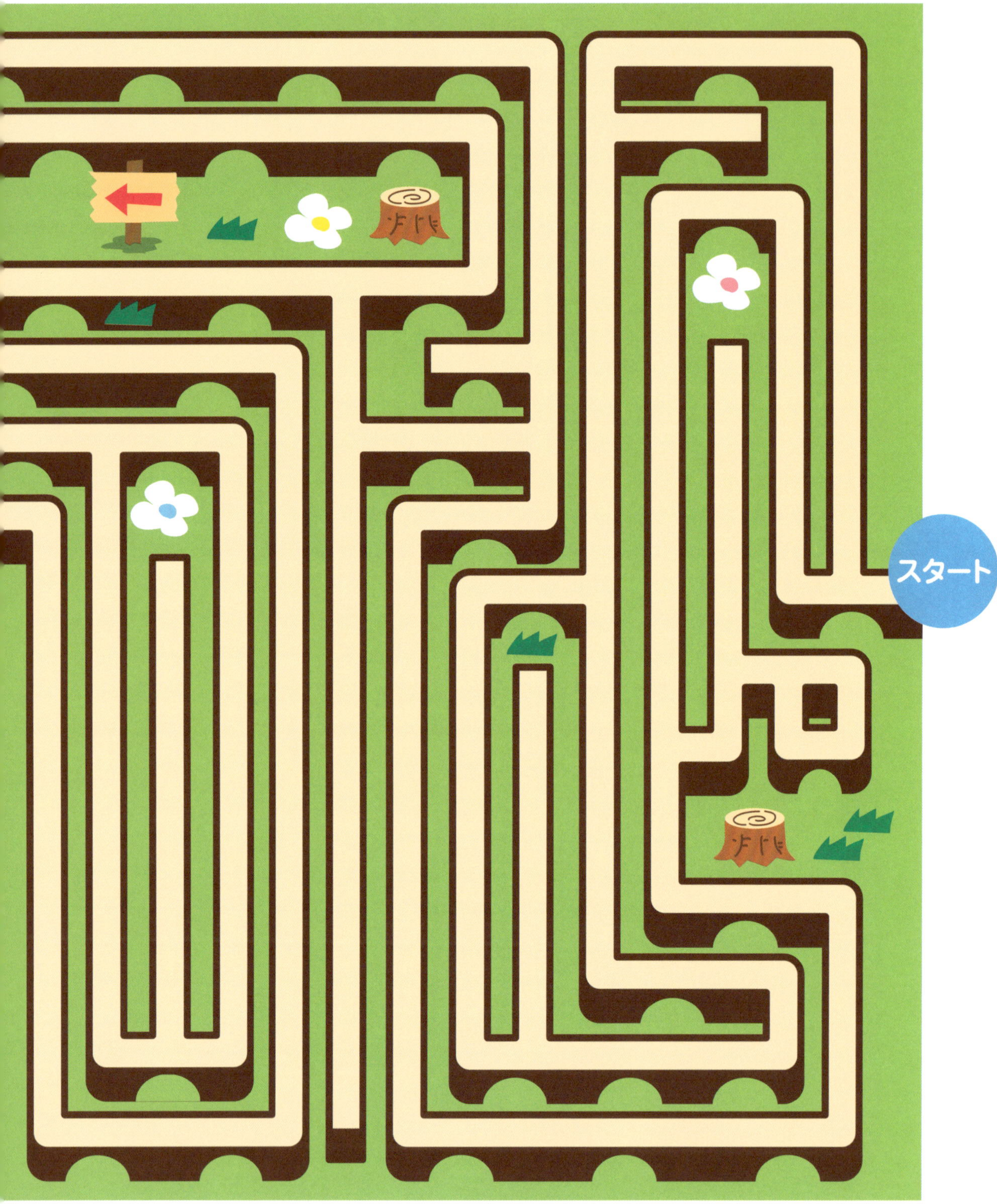

❶ 指《ゆび》は使《つか》わずに目《め》だけでスタートからゴールまで、できるだけ早《はや》くたどりつこう！

❷ せいげん時間内《じかんない》にゴールまでたどりついたら、
頭《あたま》の中《なか》でスタートからゴールまでの成功《せいこう》ルートを思《おも》いうかべてみよう。
それができるようになったら、めいろ全体《ぜんたい》を頭《あたま》の中《なか》で思《おも》いうかべよう。

お父さん・お母さんへ 目をよくする遊び方のポイントは15ページ❶へ。

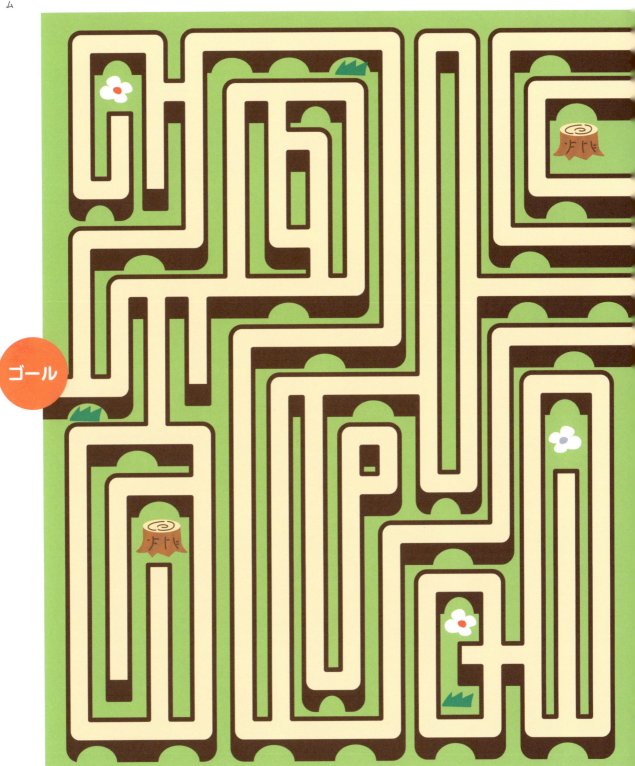

まちがいさがし①

むずかしさレベル

かんたん

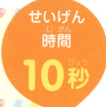

せいげん時間《じかん》

10秒《びょう》

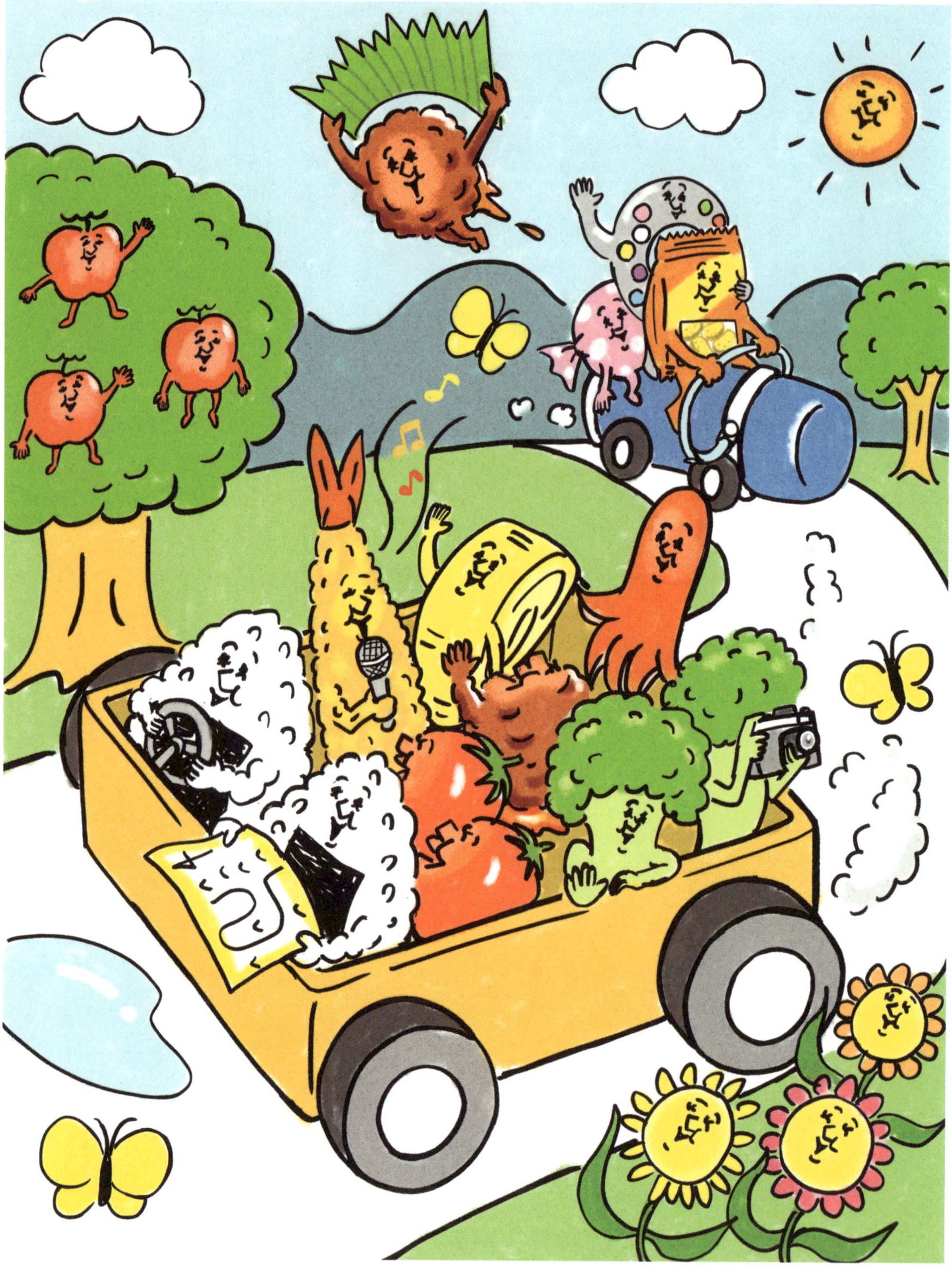

❶ 2まいの絵《え》には**ちがうところが6つ**あるよ。せいげん時間内《じかんない》に指《ゆび》は使《つか》わずに目《め》だけで見《み》つけよう!

❷ 見《み》つけたまちがい6つを全《すべ》ていっしょに見《み》てみよう。さいしょはなかなかむずかしいかもしれないけれど、何回《なんかい》か続《つづ》けると広《ひろ》いはんいが一度《いちど》に見《み》える「まほうの目《め》」が手《て》に入《はい》るよ。

❸ まちがいを一気《いっき》に見《み》られるようになったら、頭《あたま》の中《なか》で絵《え》全体《ぜんたい》を思《おも》いうかべてみよう。

お父さん・お母さんへ 目をよくする遊び方のポイントは15ページ❷へ。

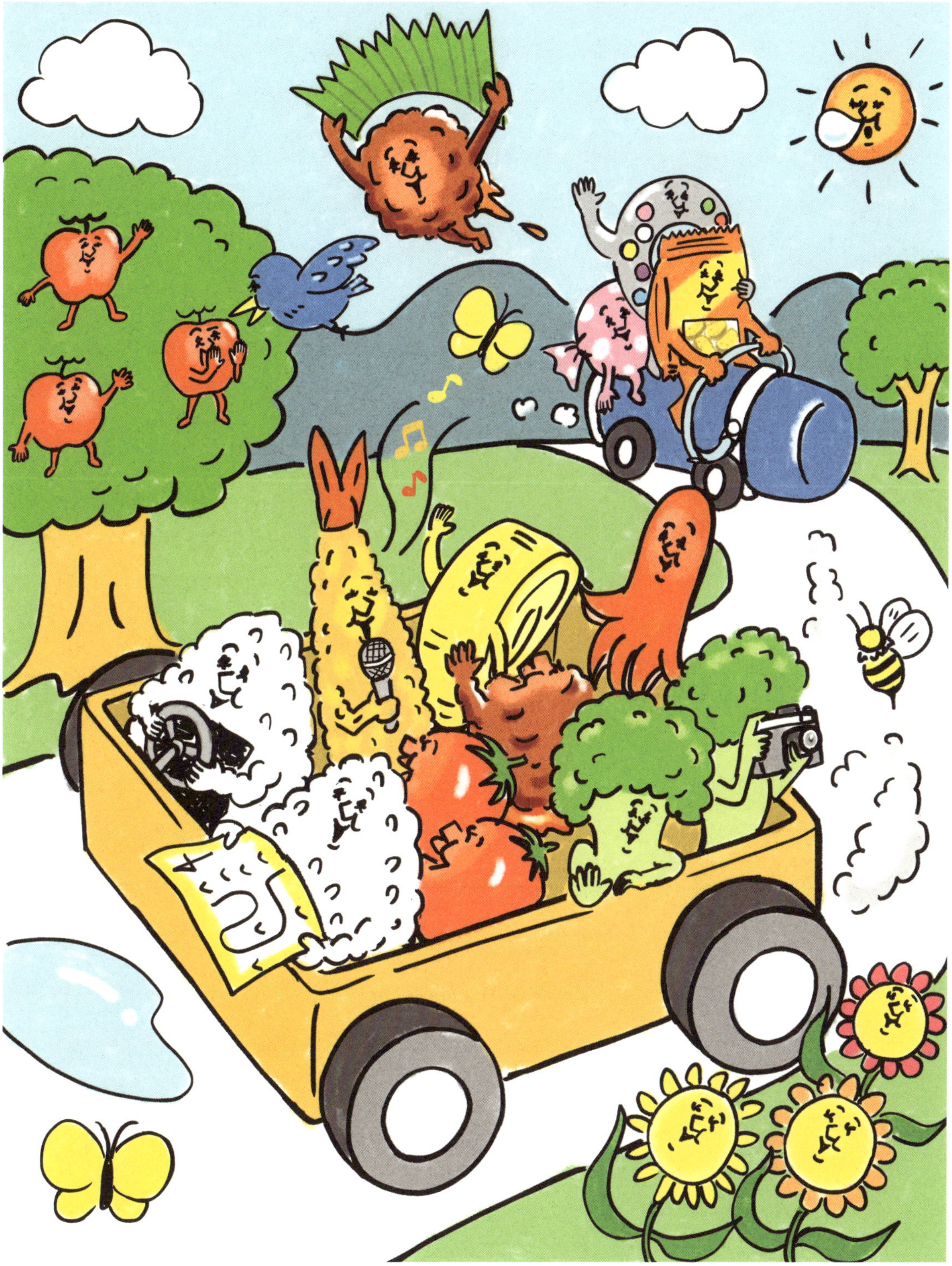

まちがいさがし②

むずかしさレベル

かんたん

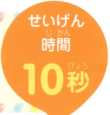

せいげん

時間《じかん》

10秒《びょう》

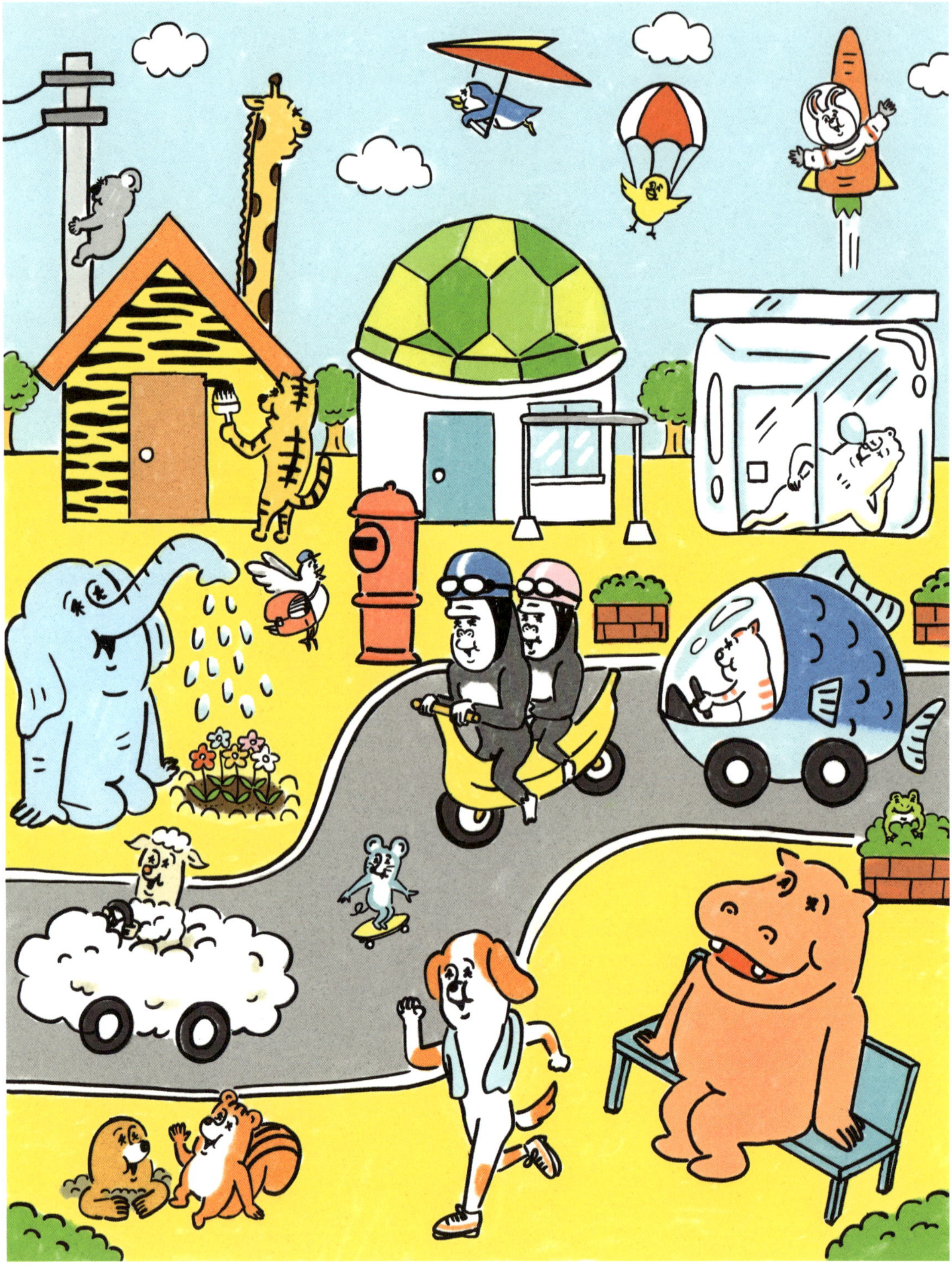

1 2まいの絵《え》にはちがうところが6つあるよ。せいげん時間内《じかんない》に指《ゆび》は使《つか》わずに目《め》だけで見《み》つけよう！

2 見《み》つけたまちがい6つを全《すべ》ていっしょに見《み》てみよう。さいしょはなかなかむずかしいかもしれないけれど、何回《なんかい》か続《つづ》けると広《ひろ》いはんいが一度《いちど》に見《み》える「まほうの目《め》」が手《て》に入《はい》るよ。

3 まちがいを一気《いっき》に見《み》られるようになったら、頭《あたま》の中《なか》で絵全体《えぜんたい》を思《おも》いうかべてみよう。

お父さん・お母さんへ 目をよくする遊び方のポイントは15ページ②へ。

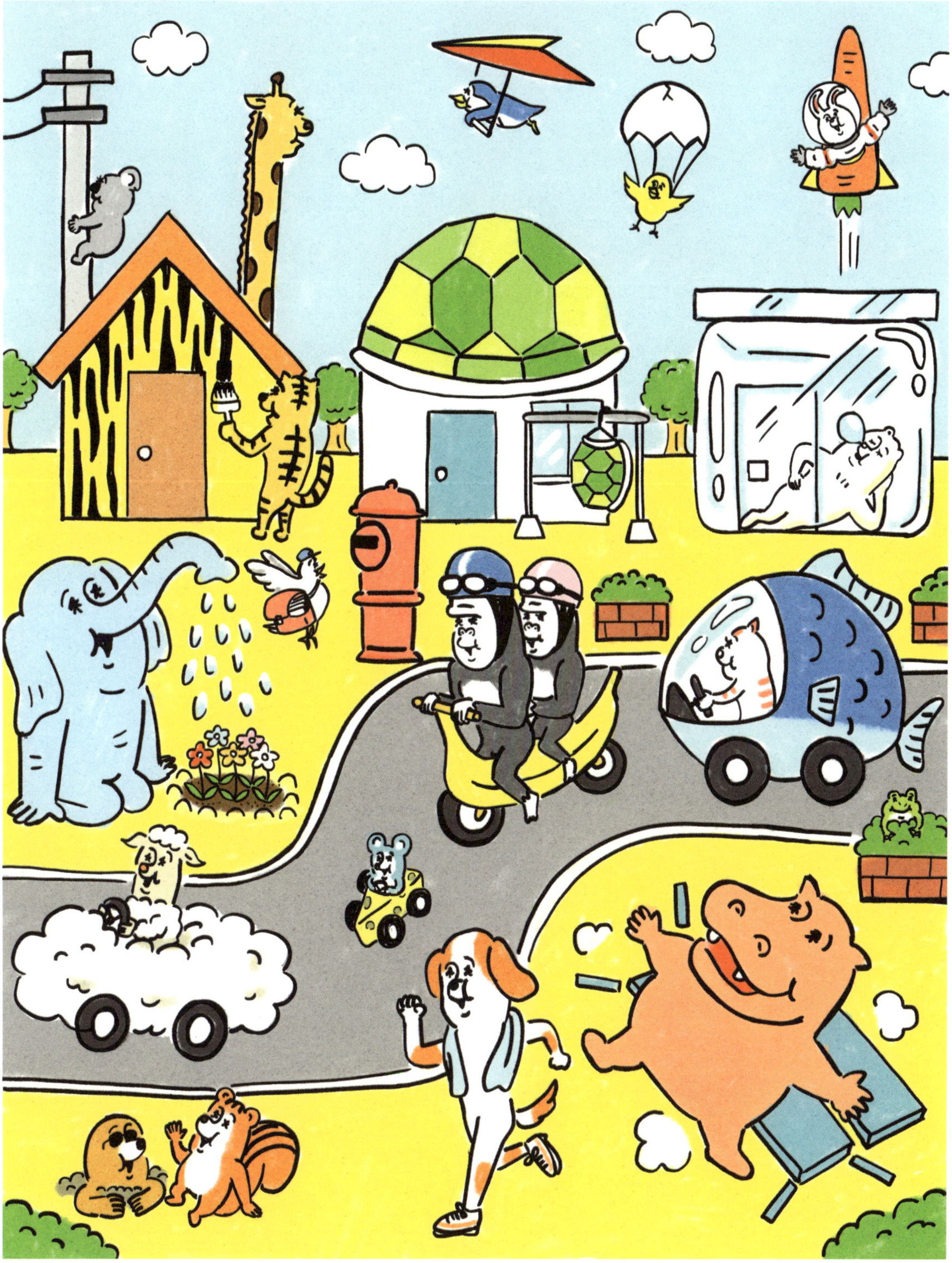

まちがいさがし③

むずかしさレベル

ふつう

せいげん時間《じかん》

20秒《びょう》

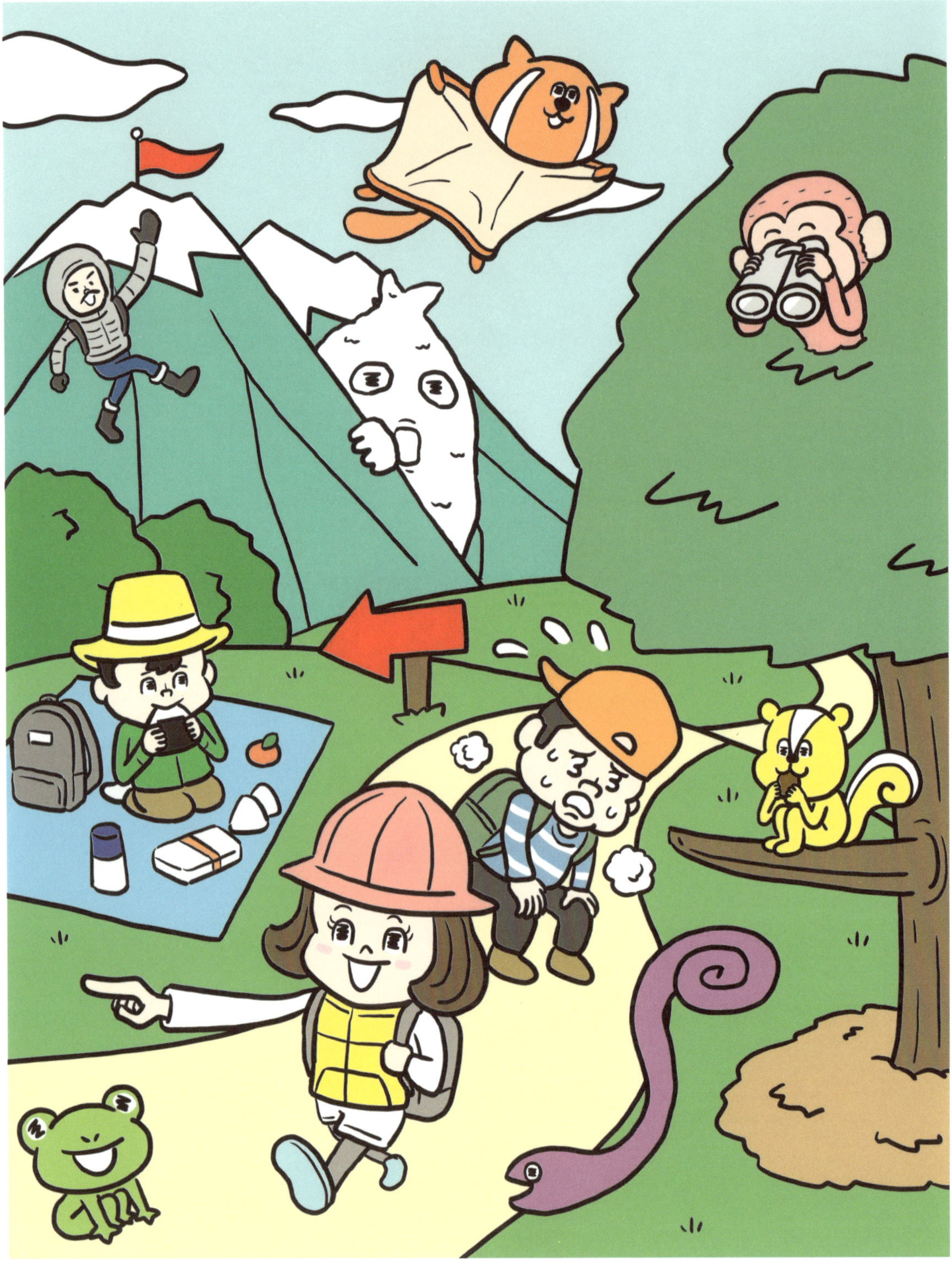

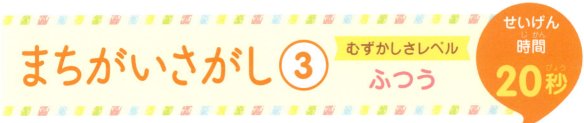

❶ 2まいの絵《え》にはちがうところが8つあるよ。せいげん時間内《じかんない》に指《ゆび》は使《つか》わずに目《め》だけで見《み》つけよう!

❷ 見《み》つけたまちがい8つを全《すべ》ていっしょに見《み》てみよう。さいしょはなかなかむずかしいかもしれないけれど、何回《なんかい》か続《つづ》けると広《ひろ》いはんいが一度《いちど》に見《み》える「まほうの目《め》」が手《て》に入《はい》るよ。

❸ まちがいを一気《いっき》に見《み》られるようになったら、頭《あたま》の中《なか》で絵全体《えぜんたい》を思《おも》いうかべてみよう。

お父さん・お母さんへ 目をよくする遊び方のポイントは15ページ❷へ。

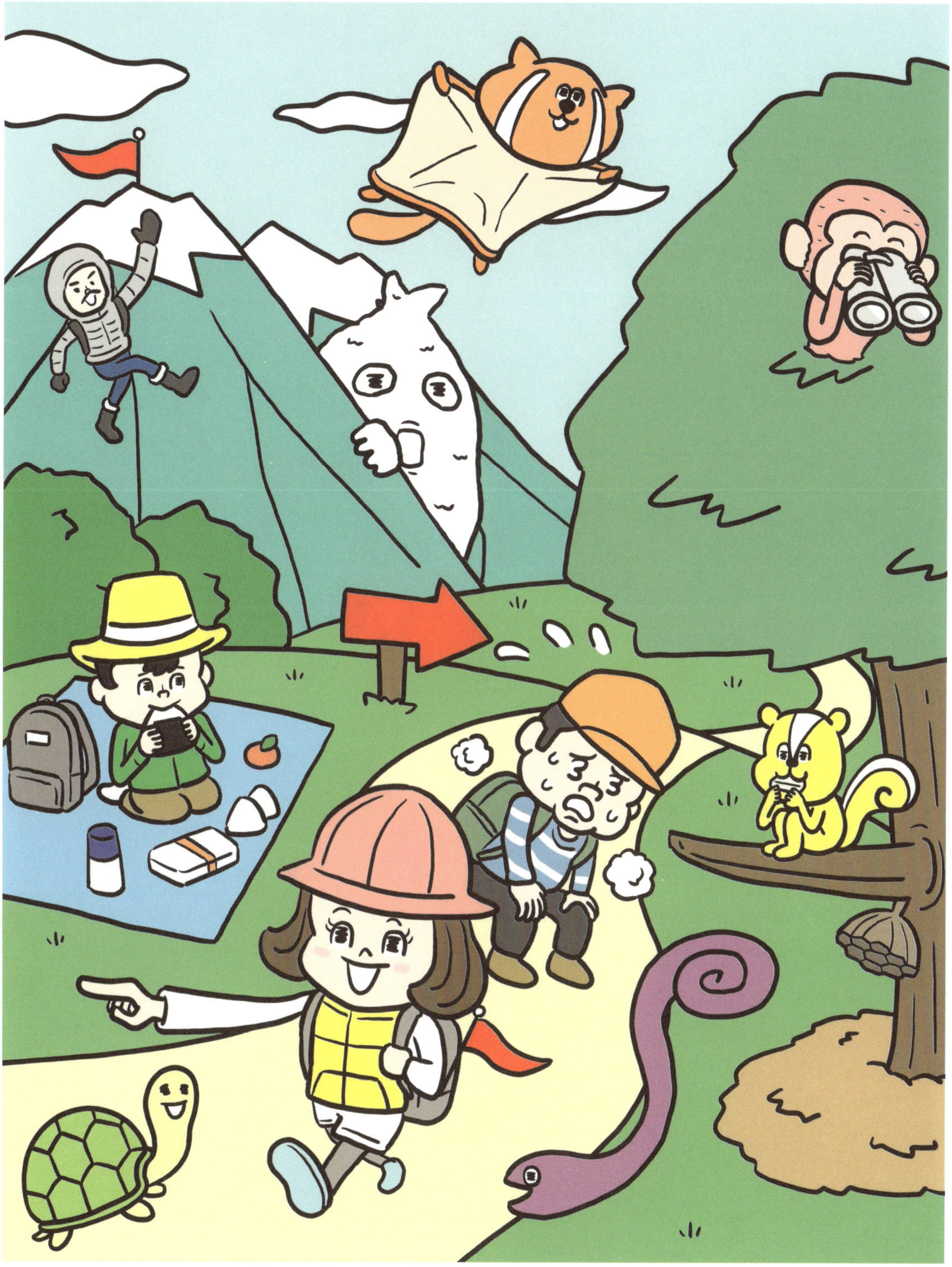

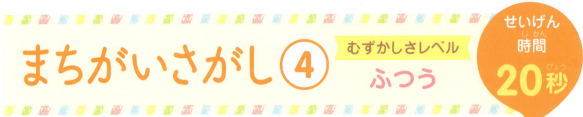

まちがいさがし④

むずかしさレベル

ふつう

せいげん時間《じかん》

20秒《びょう》

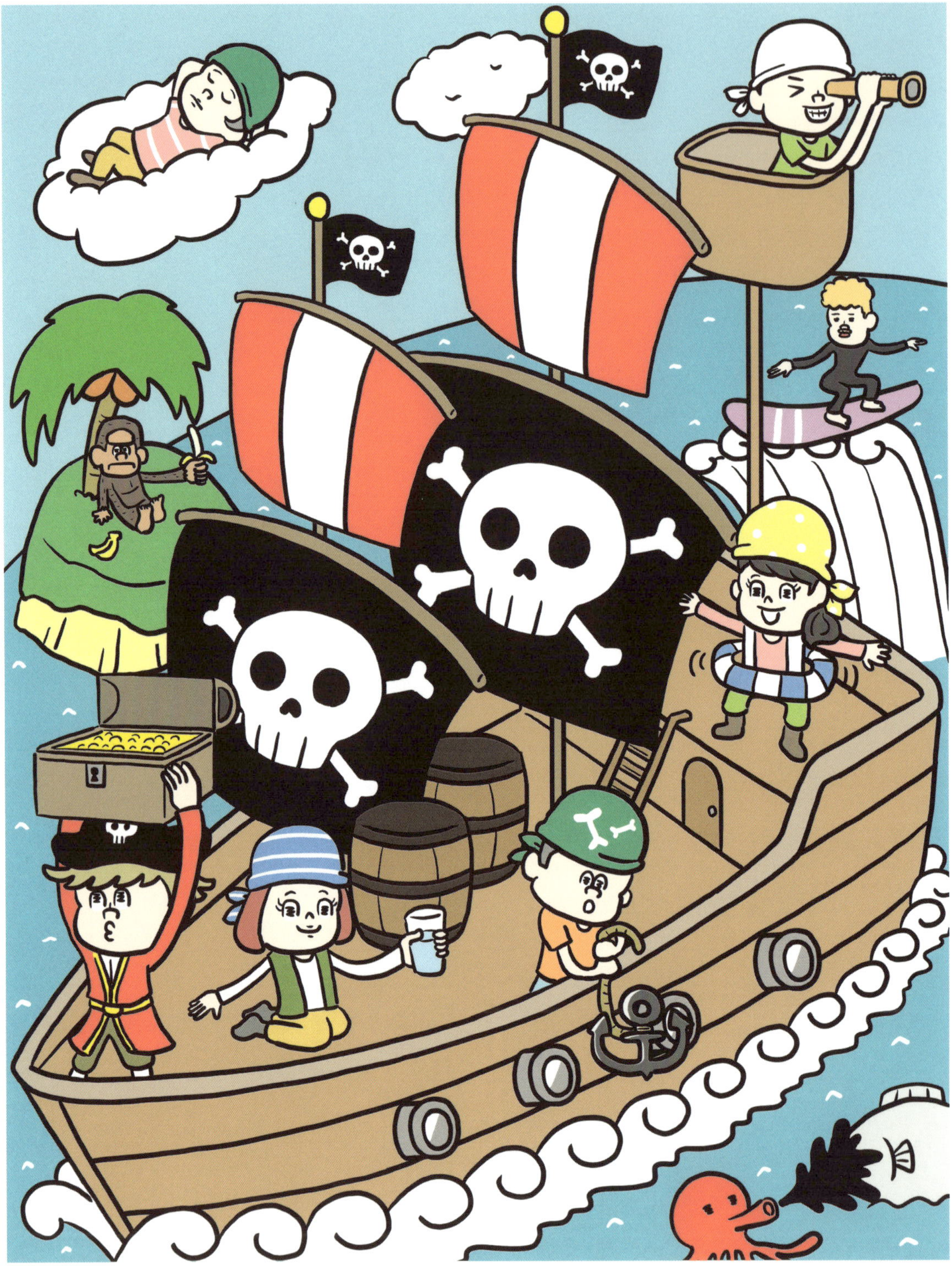

❶ 2まいの絵《え》には**ちがうところが8つ**あるよ。せいげん時間内《じかんない》に指《ゆび》は使《つか》わずに目《め》だけで見《み》つけよう!

❷ 見《み》つけたまちがい8つを全《すべ》ていっしょに見《み》てみよう。さいしょはなかなかむずかしいかもしれないけれど、何回《なんかい》か続《つづ》けると広《ひろ》いはんいが一度《いちど》に見《み》える「まほうの目《め》」が手《て》に入《はい》るよ。

❸ まちがいを一気《いっき》に見《み》られるようになったら、頭《あたま》の中《なか》で絵《え》全体《ぜんたい》を思《おも》いうかべてみよう。

お父さん・お母さんへ 目をよくする遊び方のポイントは15ページ❷へ。

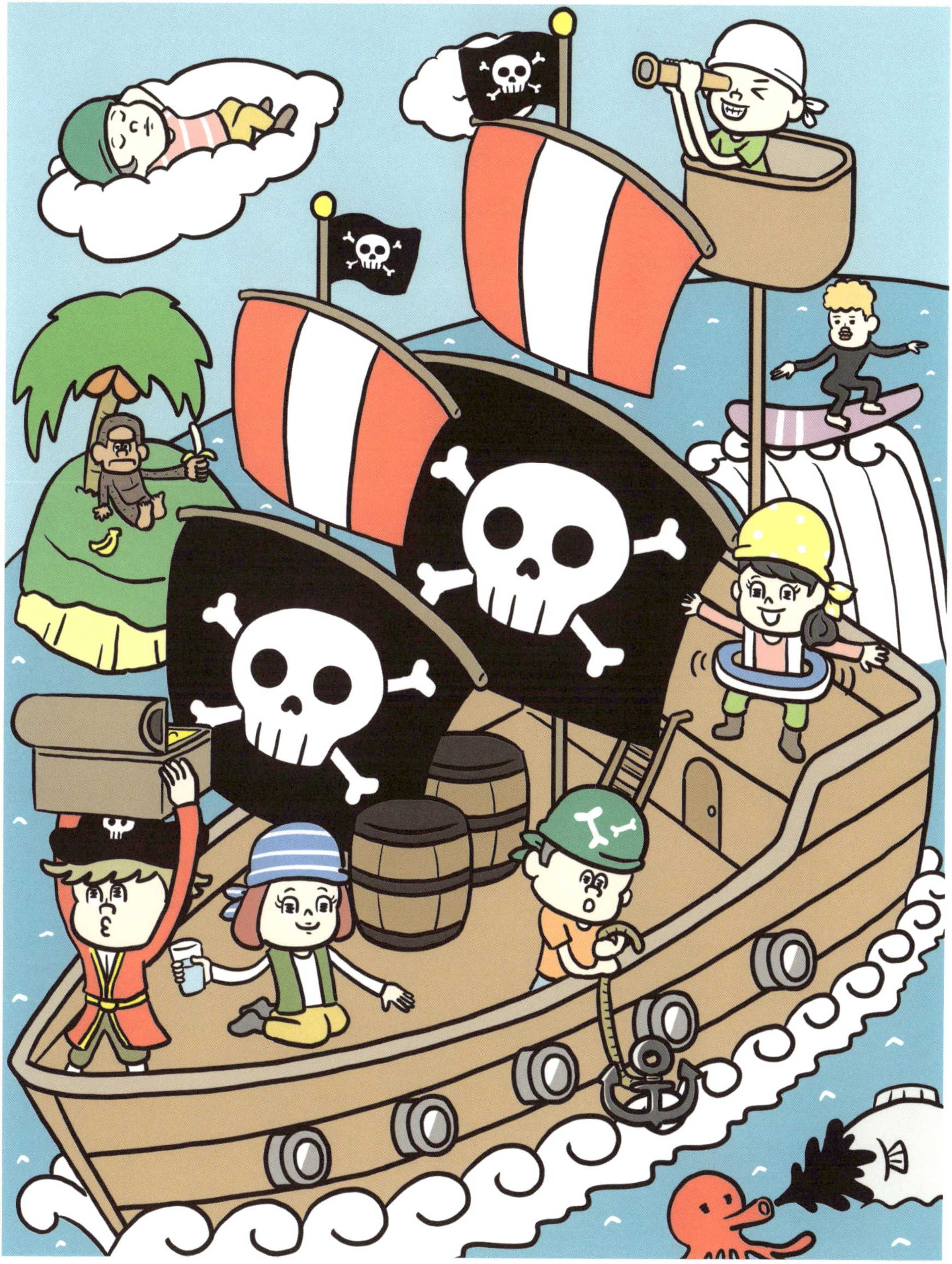

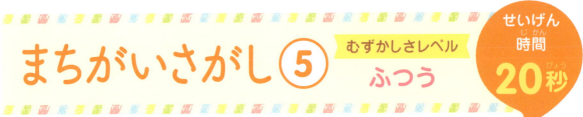

まちがいさがし⑤

むずかしさレベル

ふつう

せいげん時間《じかん》 20秒《びょう》

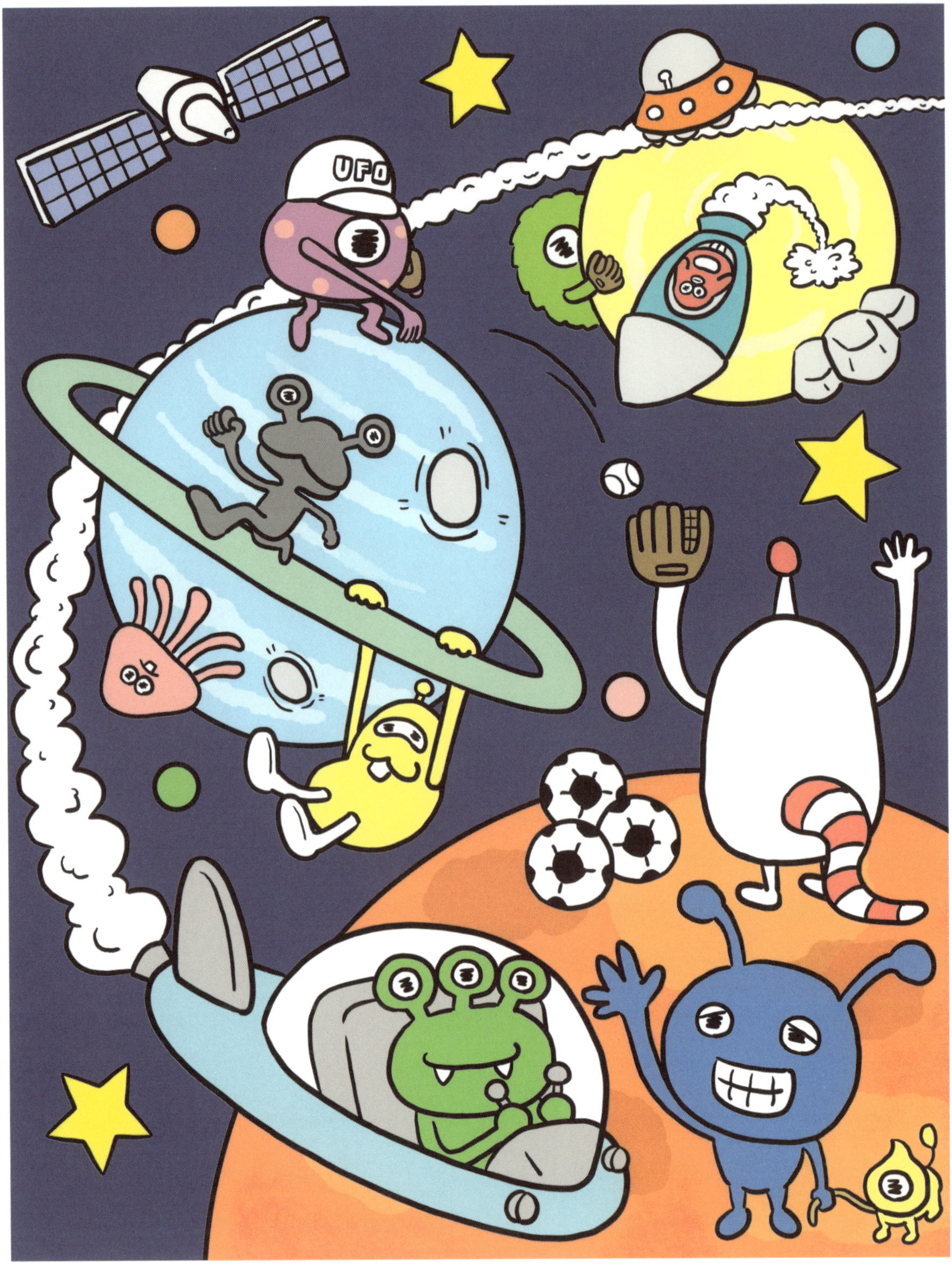

❶ 2まいの絵《え》にはちがうところが8つあるよ。せいげん時間内《じかんない》に指《ゆび》は使《つか》わずに目《め》だけで見《み》つけよう！

❷ 見《み》つけたまちがい8つを全《すべ》ていっしょに見《み》てみよう。さいしょはなかなかむずかしいかもしれないけれど、何回《なんかい》か続《つづ》けると広《ひろ》いはんいが一度《いちど》に見《み》える「まほうの目《め》」が手《て》に入《はい》るよ。

❸ まちがいを一気《いっき》に見《み》られるようになったら、頭《あたま》の中《なか》で絵《え》全体《ぜんたい》を思《おも》いうかべてみよう。

お父さん・お母さんへ　目をよくする遊び方のポイントは15ページ❷へ。

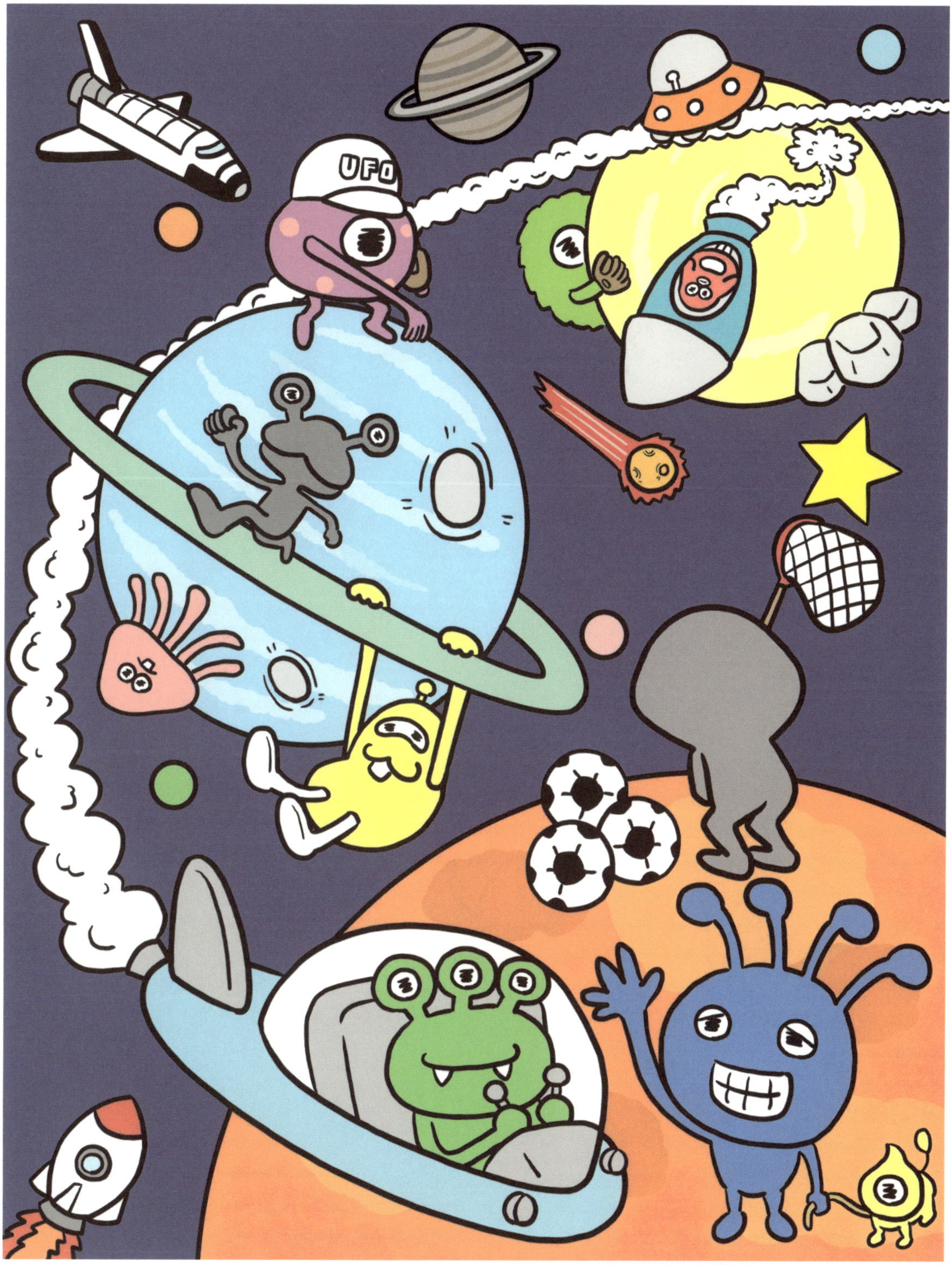

まちがいさがし⑥

むずかしさレベル
ふつう

せいげん時間《じかん》
20秒《びょう》

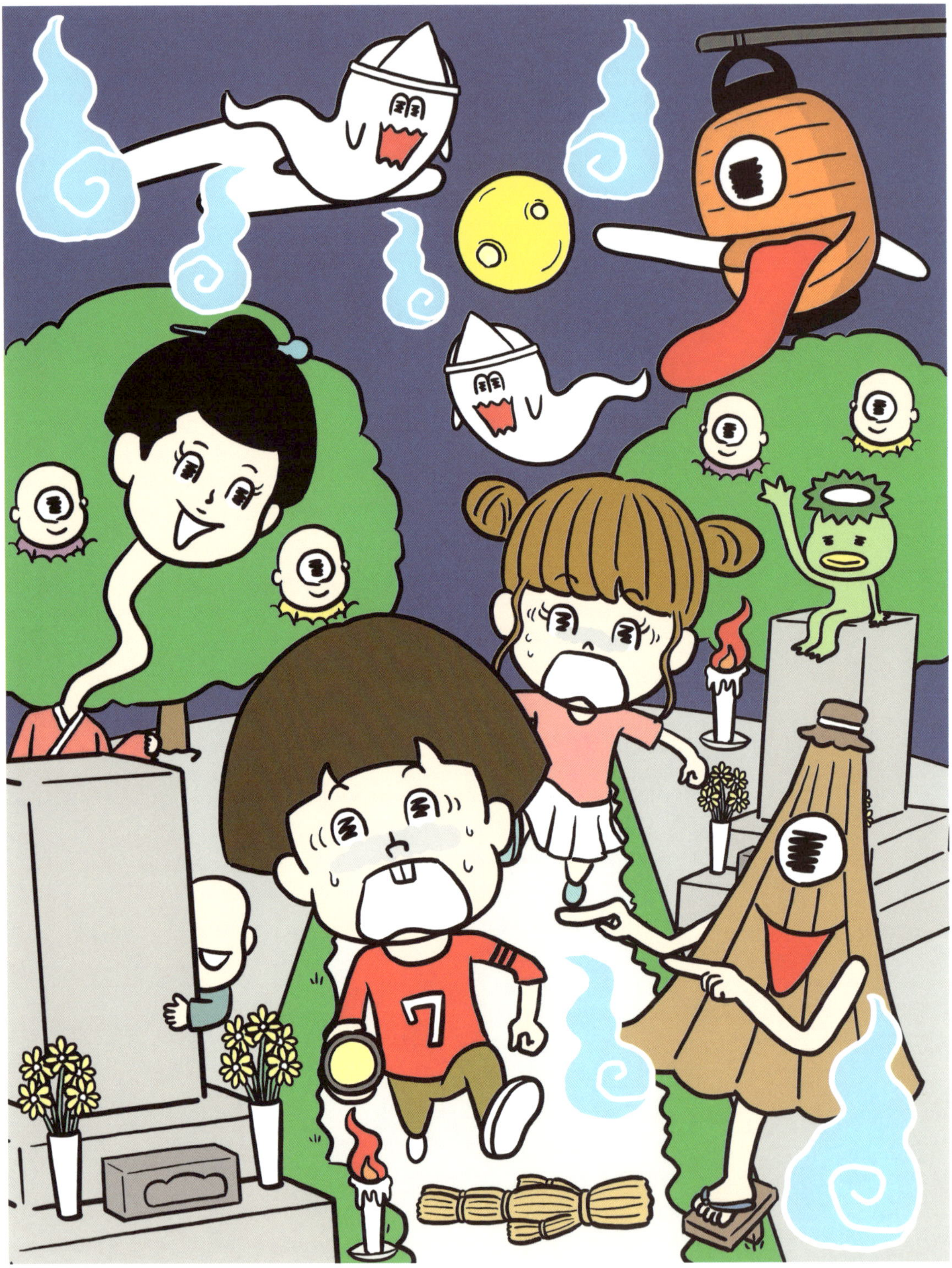

❶ 2まいの絵《え》には**ちがうところが8つ**あるよ。せいげん時間内《じかんない》に指《ゆび》は使《つか》わずに目《め》だけで見《み》つけよう！

❷ 見《み》つけたまちがい8つを全《すべ》ていっしょに見《み》てみよう。さいしょはなかなかむずかしいかもしれないけれど、何回《なんかい》か続《つづ》けると広《ひろ》いはんいが一度《いちど》に見《み》える「まほうの目《め》」が手《て》に入《はい》るよ。

❸ まちがいを一気《いっき》に見《み》られるようになったら、頭《あたま》の中《なか》で絵《え》全体《ぜんたい》を思《おも》いうかべてみよう。

お父さん・お母さんへ　目をよくする遊び方のポイントは15ページ❷へ。

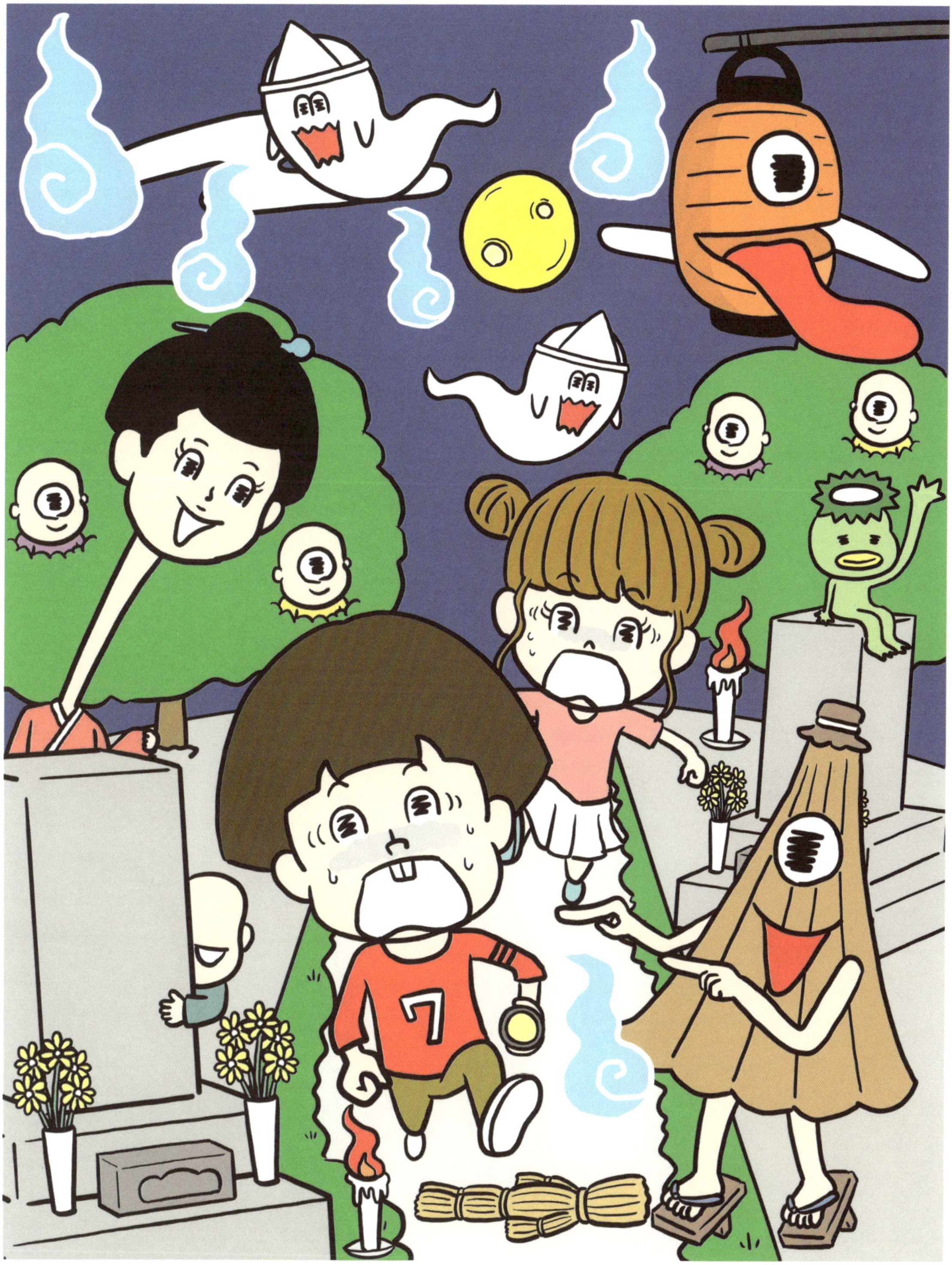

まちがいさがし⑦

むずかしさレベル

むずかしい

せいげん時間《じかん》

30秒《びょう》

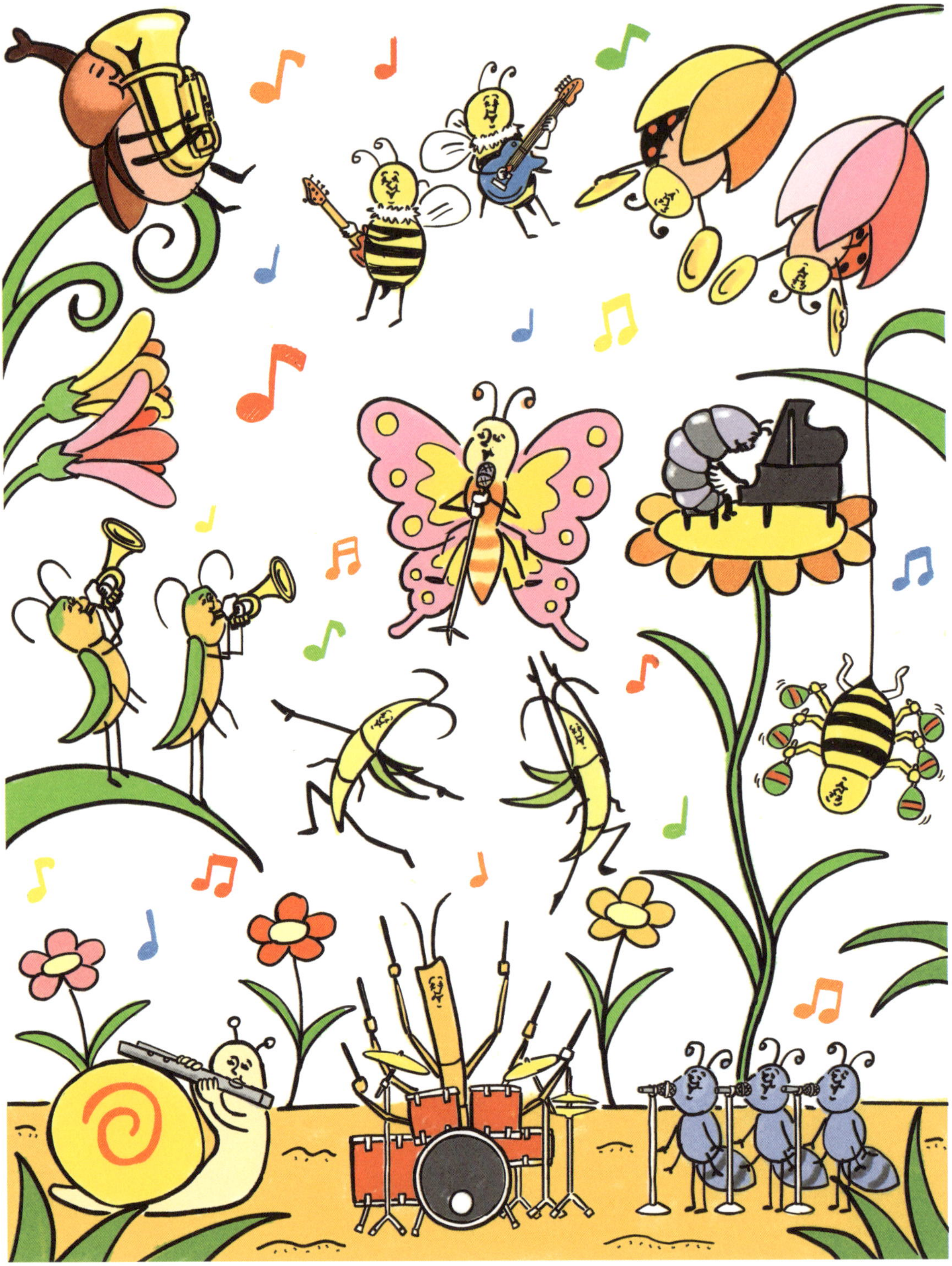

❶ 2まいの絵《え》には**ちがうところが11こ**あるよ。せいげん時間内《じかんない》に指《ゆび》は使《つか》わずに目《め》だけで見《み》つけよう！

❷ 見《み》つけたまちがい11こを全《すべ》ていっしょに見《み》てみよう。さいしょはなかなかむずかしいかもしれないけれど、何回《なんかい》か続《つづ》けると広《ひろ》いはんいが一度《いちど》に見《み》える「まほうの目《め》」が手《て》に入《はい》るよ。

❸ まちがいを一気《いっき》に見《み》られるようになったら、頭《あたま》の中《なか》で絵《え》全体《ぜんたい》を思《おも》いうかべてみよう。

お父さん・お母さんへ 目をよくする遊び方のポイントは15ページ❷へ。

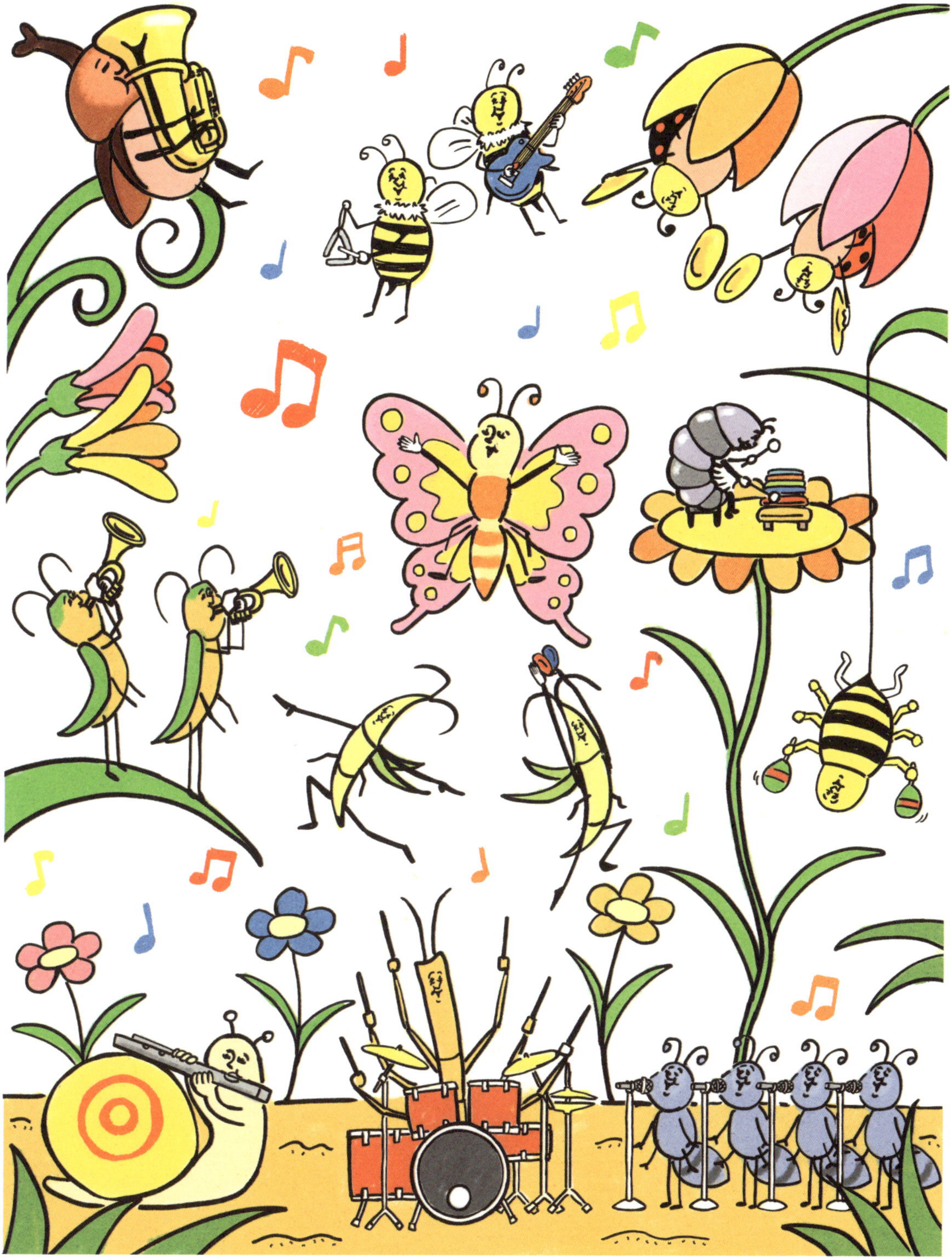

見《み》っけ！①

むずかしさレベル

かんたん

せいげん時間《じかん》
それぞれ
10秒《びょう》

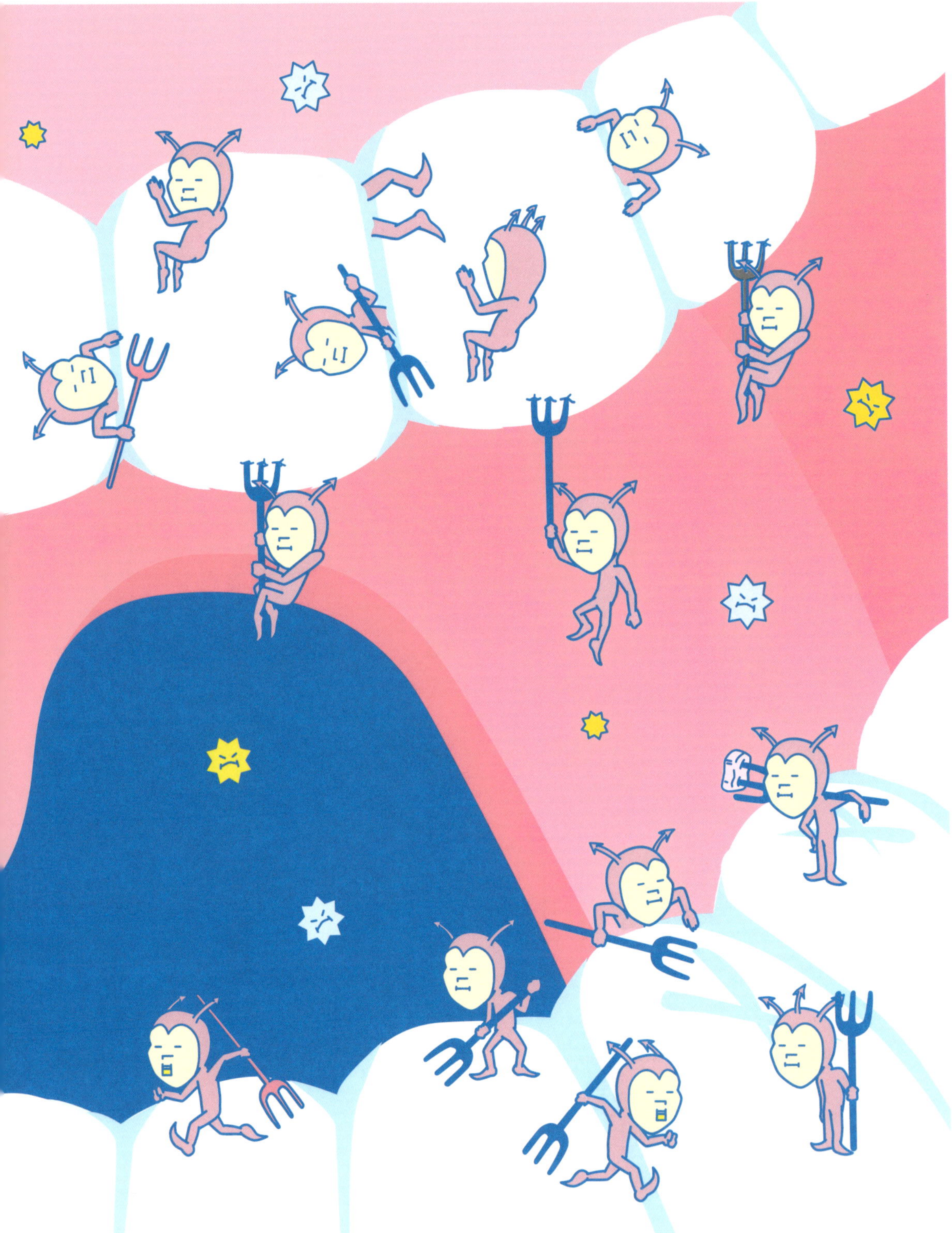

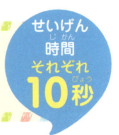

❶ つのが1本《ぼん》のばいきん君《くん》が3びき、つのが3本《ぼん》のばいきん君《くん》が3びきいるよ。どこだ？　指《ゆび》を使《つか》わず目《め》だけで、1本《ぼん》ばいきん、3本《ぼん》ばいきん、1本《ぼん》ばいきん、3本《ぼん》ばいきん…のじゅんばんで、全部見《ぜんぶみ》つけよう。

❷ ピンクのぶきを持《も》ったばいきん君《くん》が2ひき、茶色《ちゃいろ》のぶきを持《も》ったばいきん君《くん》が2ひきいるよ。どこだ？　指《ゆび》を使《つか》わず目《め》だけで、ピンクばいきん、茶色《ちゃいろ》ばいきん、ピンクばいきん…のじゅんばんで、全部見《ぜんぶみ》つけよう。

❸ ❶も❷もできたら、頭《あたま》の中《なか》で絵全体《えぜんたい》を思《おも》いうかべてみよう。

お父さん·お母さんへ　目をよくする遊び方のポイントは15ページ❸へ。

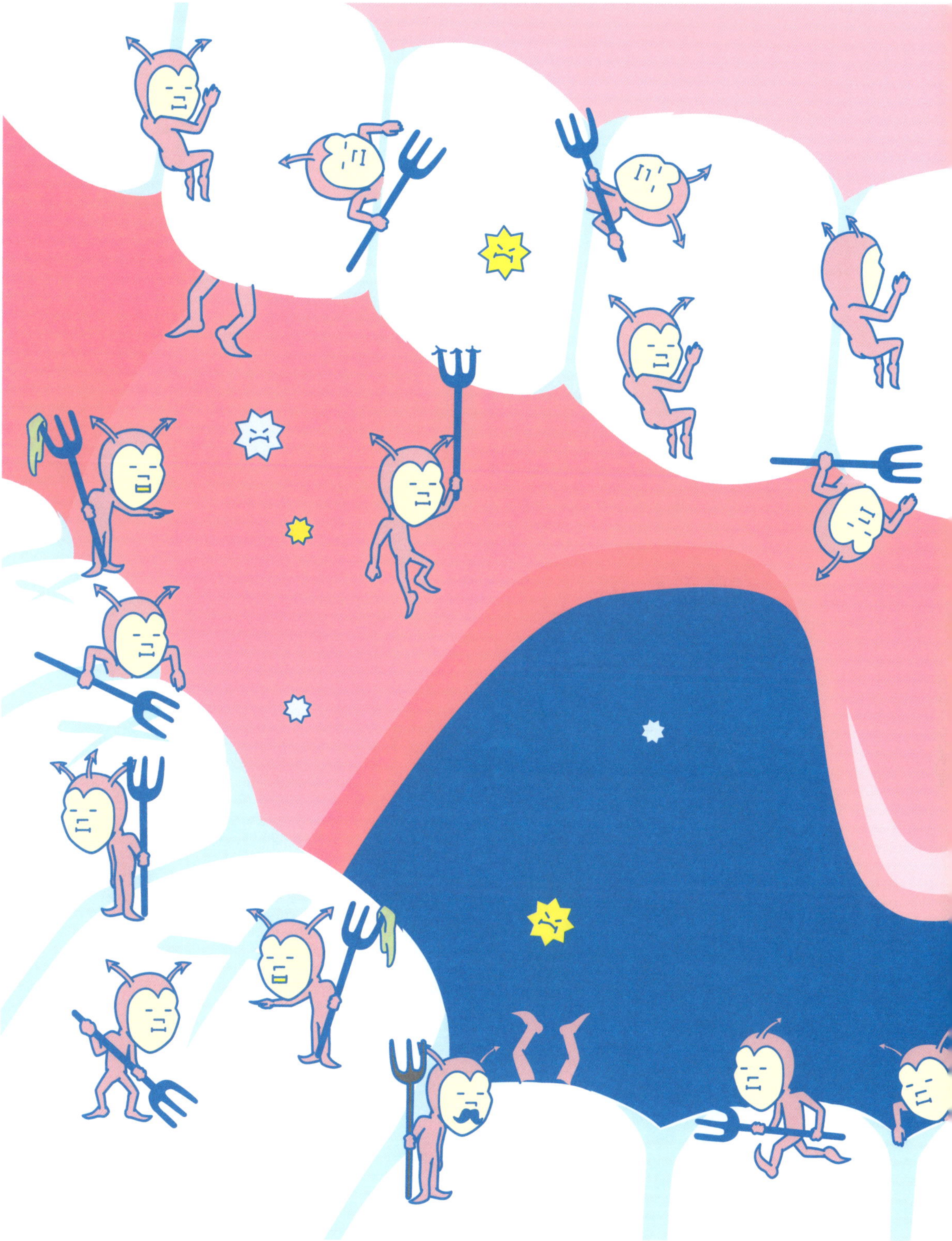

見《み》っけ！②

むずかしさレベル
かんたん

せいげん時間《じかん》
それぞれ
10秒《びょう》

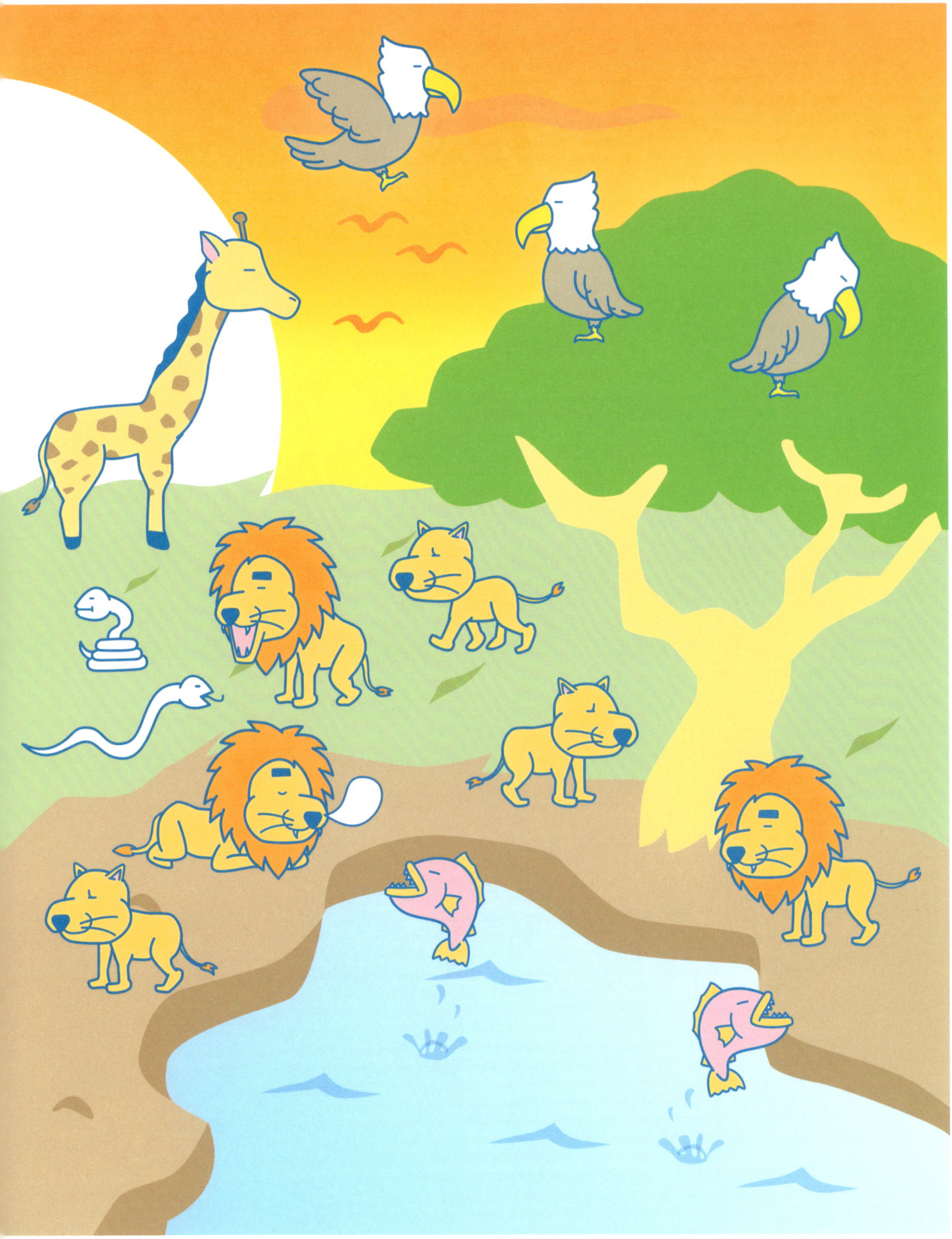

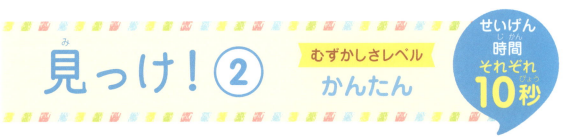

❶ とぐろをまいたぐるぐるヘビが3びき、まいていないくねくねヘビが3びきいるよ。どこだ?
指《ゆび》を使《つか》わず目《め》だけで、ぐるぐるヘビ、くねくねヘビ、ぐるぐるヘビ…のじゅんばんで、全部《ぜんぶ》見《み》つけよう。

❷ 空《そら》を飛《と》んでいるコンドルが3羽《わ》、飛《と》んでいないコンドルが3羽《わ》いるよ。どこだ? 指《ゆび》を使《つか》わず目《め》だけで、飛《と》んでいるコンドル、飛《と》んでいないコンドル、飛《と》んでいるコンドル…のじゅんばんで、全部《ぜんぶ》見《み》つけよう。

❸ ❶も❷もできたら、頭《あたま》の中《なか》で絵《え》全体《ぜんたい》を思《おも》いうかべてみよう。

お父さん・お母さんへ 目をよくする遊び方のポイントは15ページ❸へ。

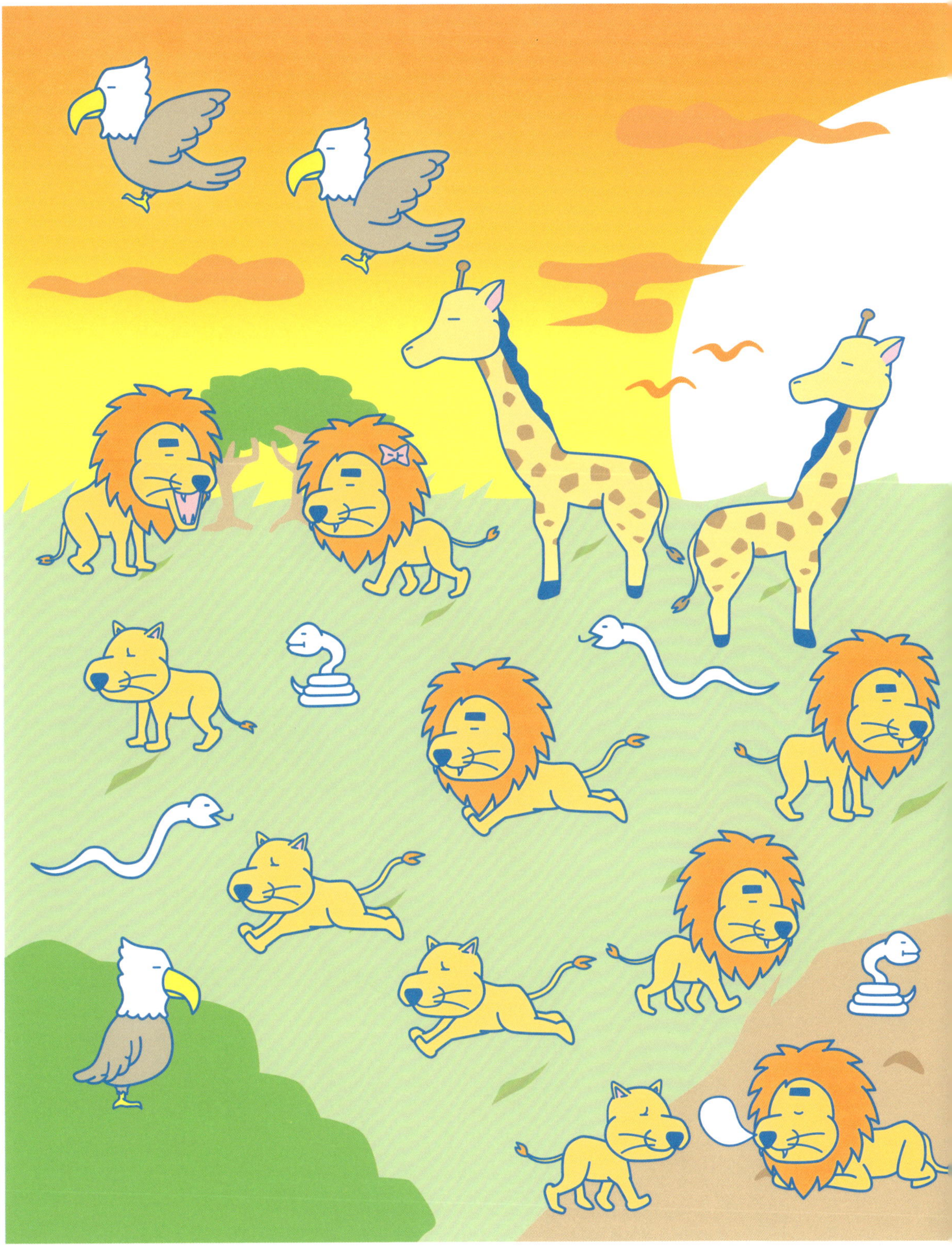

見《み》っけ！③

むずかしさレベル
ふつう

せいげん時間《じかん》
それぞれ
20秒《びょう》

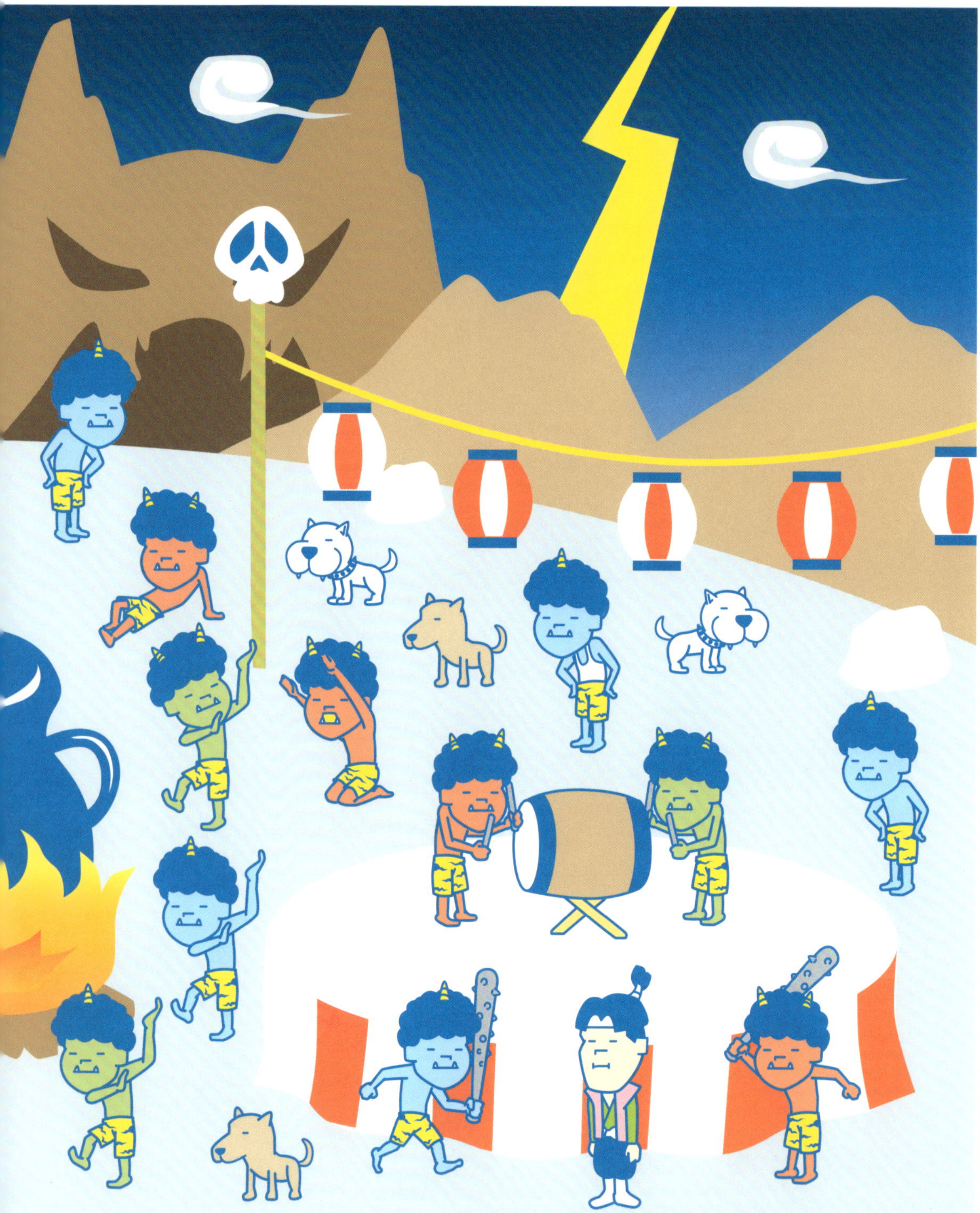

❶ 白《しろ》い犬《いぬ》が3びき、茶色《ちゃいろ》い犬《いぬ》が3びきいるよ。どこだ?
指《ゆび》を使《つか》わず目《め》だけで、白《しろ》い犬《いぬ》、茶色《ちゃいろ》い犬《いぬ》、白《しろ》い犬《いぬ》、茶色《ちゃいろ》い犬《いぬ》…のじゅんばんで、全部《ぜんぶ》見《み》つけよう。

❷ つのが2本《ほん》のおにが14人《にん》、つのが1本《ぽん》のおにが14人《にん》いるよ。どこだ?
指《ゆび》を使《つか》わず目《め》だけで、2本《ほん》おに、1本《ぽん》おに、2本《ほん》おに、1本《ぽん》おに…のじゅんばんで、全部《ぜんぶ》見《み》つけよう。

❸ ❶も❷もできたら、頭《あたま》の中《なか》で絵《え》全体《ぜんたい》を思《おも》いうかべてみよう。

お父さん・お母さんへ 目をよくする遊び方のポイントは15ページ❸へ。

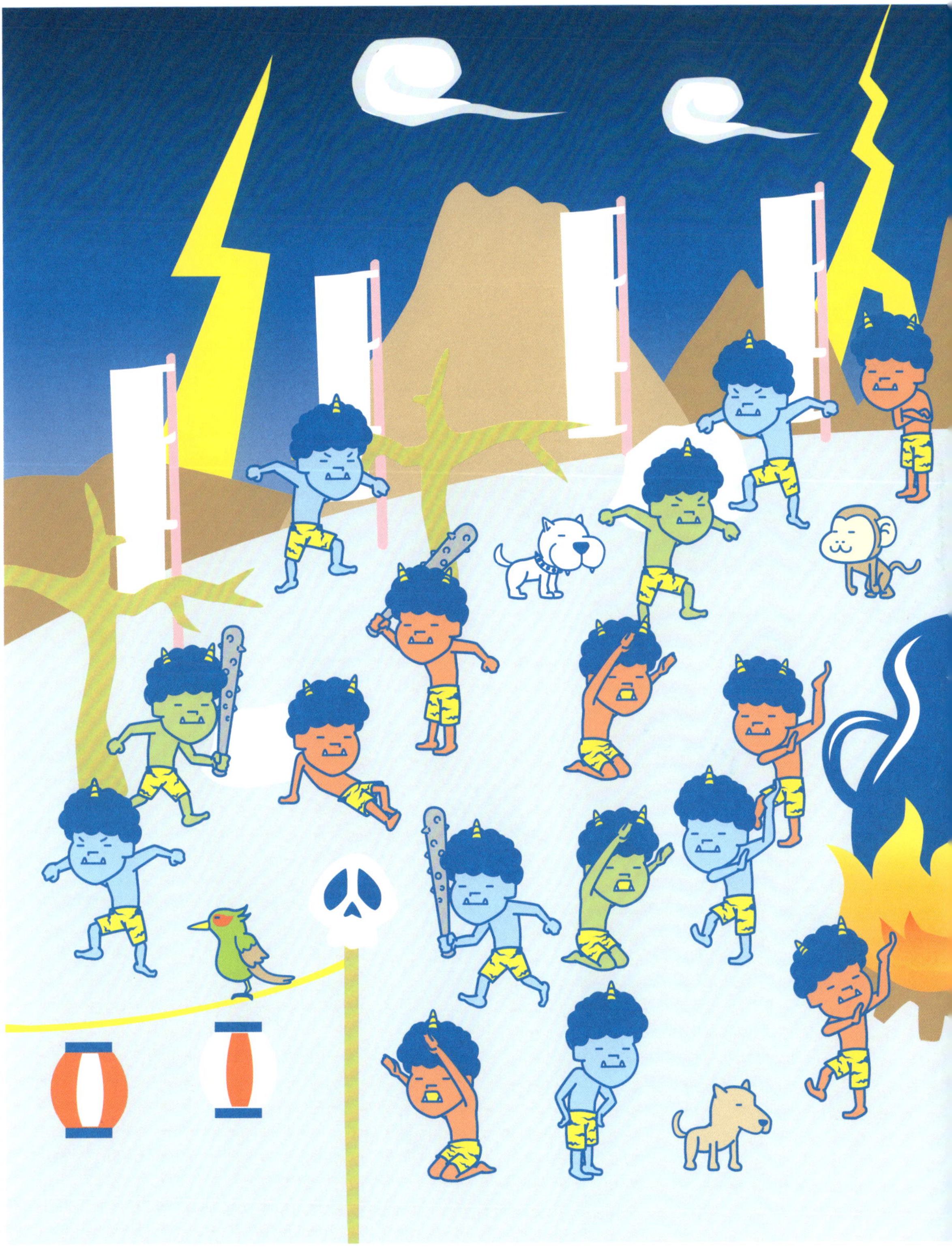

見《み》っけ！④

むずかしさレベル

ふつう

せいげん時間《じかん》

それぞれ20秒《びょう》

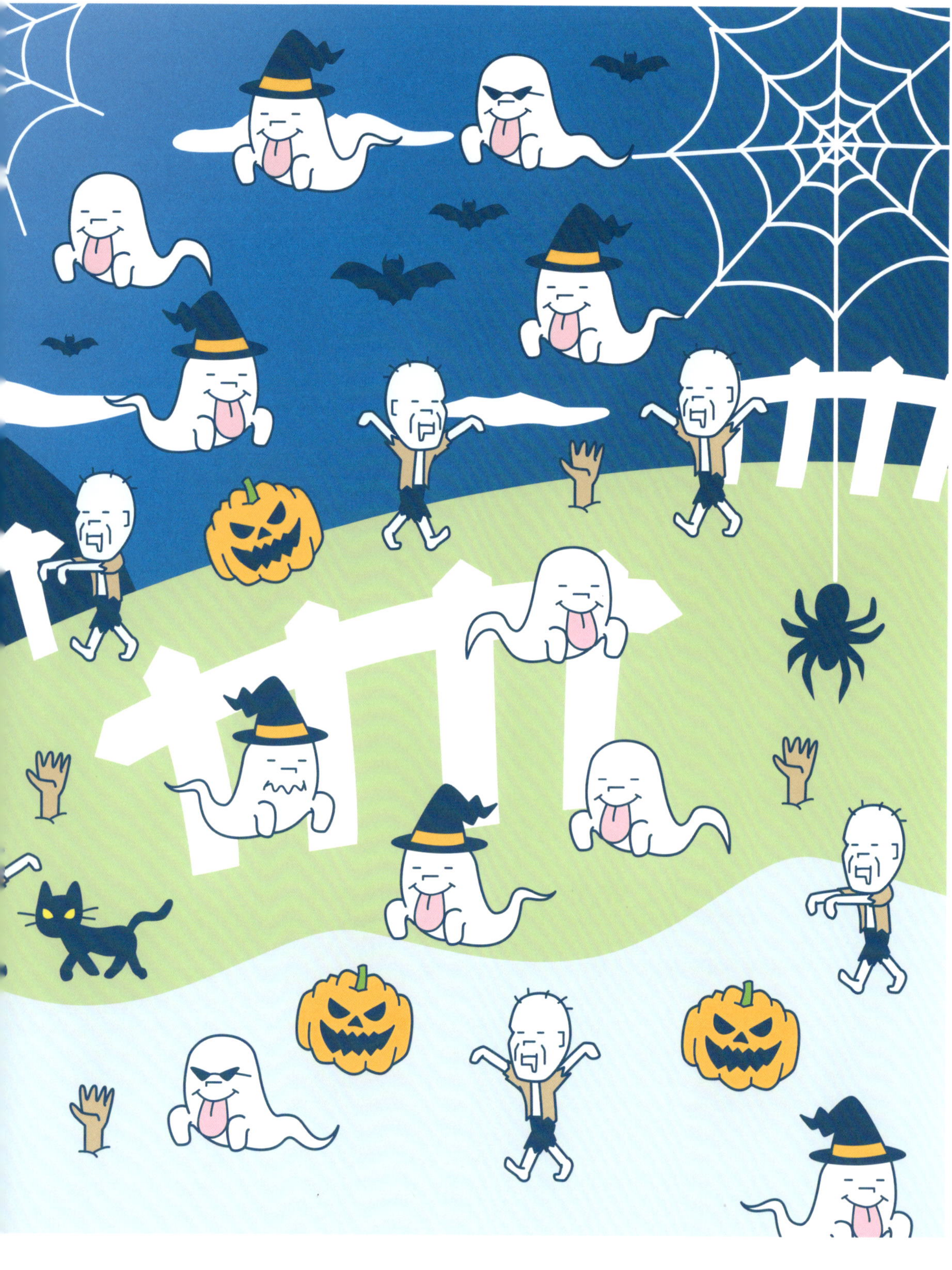

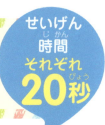

❶ 手《て》を上《うえ》に上《あ》げているゾンビが5人、前《まえ》に出《だ》しているゾンビが5人《にん》いるよ。どこだ？ 指《ゆび》を使《つか》わず目《め》だけで、手《て》を上《うえ》に上《あ》げているゾンビ、前《まえ》に出《だ》しているゾンビ、上《うえ》に上《あ》げているゾンビ…のじゅんばんで、全部見《ぜんぶみ》つけよう。

❷ ぼうしをかぶったおばけが10ぴき、かぶっていないおばけが10ぴきいるよ。どこだ？ 指《ゆび》を使《つか》わず目《め》だけで、ぼうしをかぶったおばけ、かぶっていないおばけ、かぶったおばけ…のじゅんばんで、全部見《ぜんぶみ》つけよう。

❸ ❶も❷もできたら、頭《あたま》の中《なか》で絵全体《えぜんたい》を思《おも》いうかべてみよう。

お父さん・お母さんへ 目をよくする遊び方のポイントは15ページ❸へ。

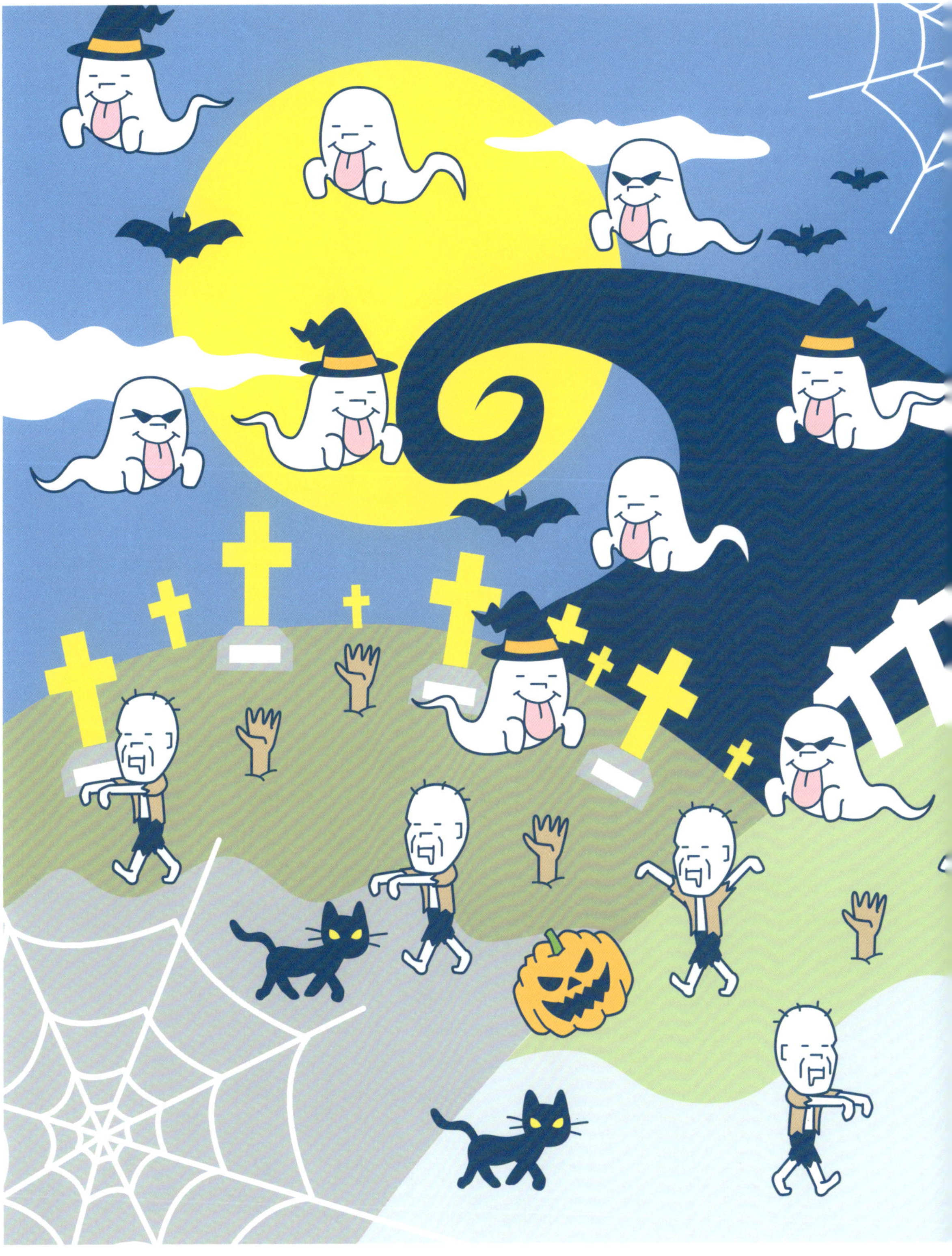

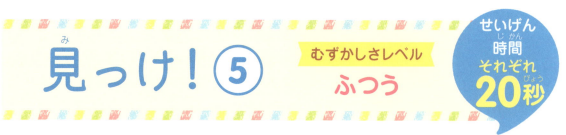

見《み》っけ！⑤

むずかしさレベル
ふつう

せいげん
時間《じかん》
それぞれ
20秒《びょう》

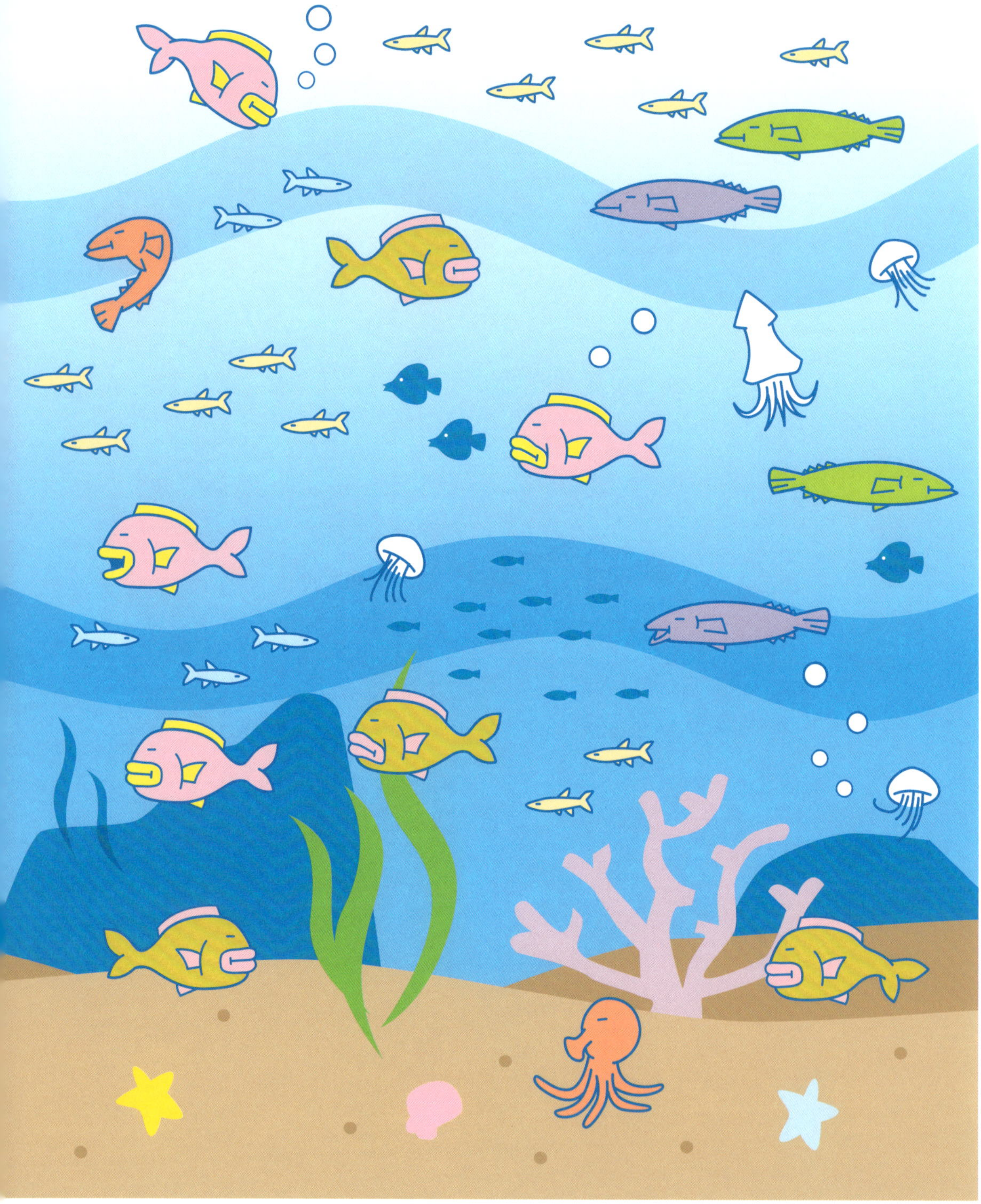

❶ 黄緑《きみどり》（●）の魚《さかな》が4ひき、むらさき（●）の魚《さかな》が4ひきいるよ。どこだ?
指《ゆび》を使《つか》わず目《め》だけで、黄緑《きみどり》の魚《さかな》、むらさきの魚《さかな》、黄緑《きみどり》の魚《さかな》…のじゅんばんで、全部見《ぜんぶみ》つけよう。

❷ 黄土色《おうどいろ》（●）の魚《さかな》が7ひき、ピンク（●）の魚《さかな》が7ひきいるよ。どこだ?
指《ゆび》を使《つか》わず目《め》だけで、黄土色《おうどいろ》の魚《さかな》、ピンクの魚《さかな》、黄土色《おうどいろ》の魚《さかな》…のじゅんばんで、全部見《ぜんぶみ》つけよう。

❸ イカが5ひき、クラゲが5ひきいるよ。どこだ?　指《ゆび》を使《つか》わず目《め》だけで、
イカ、クラゲ、イカ、クラゲ…のじゅんばんで、全部見《ぜんぶみ》つけよう。

❹ ❶も❷も❸もできたら、頭《あたま》の中《なか》で絵全体《えぜんたい》を思《おも》いうかべてみよう。

お父さん·お母さんへ

目をよくする遊び方の
ポイントは15ページ❸へ。

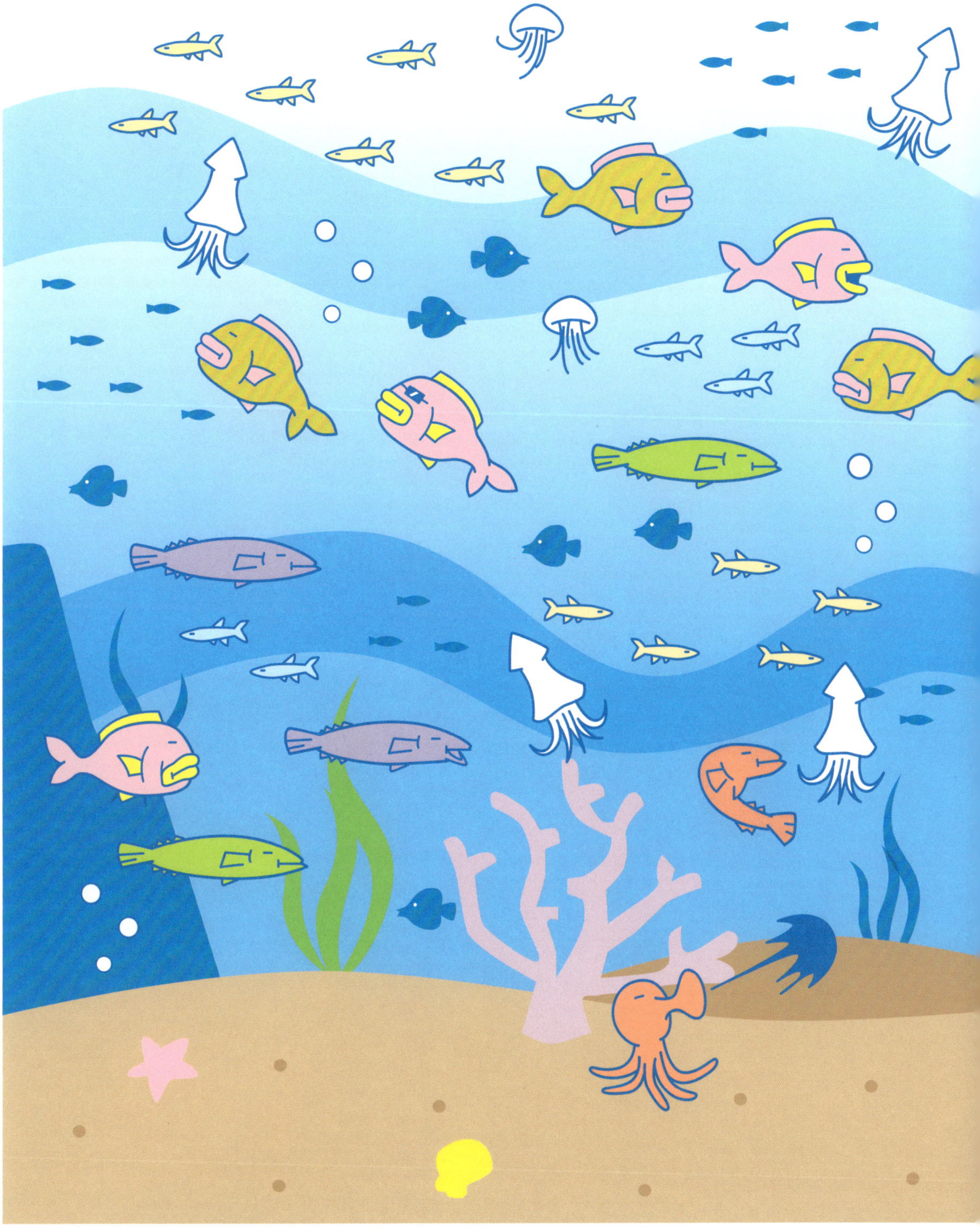

見《み》っけ！⑥

むずかしさレベル
むずかしい

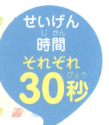

せいげん時間《じかん》
それぞれ
30秒《びょう》

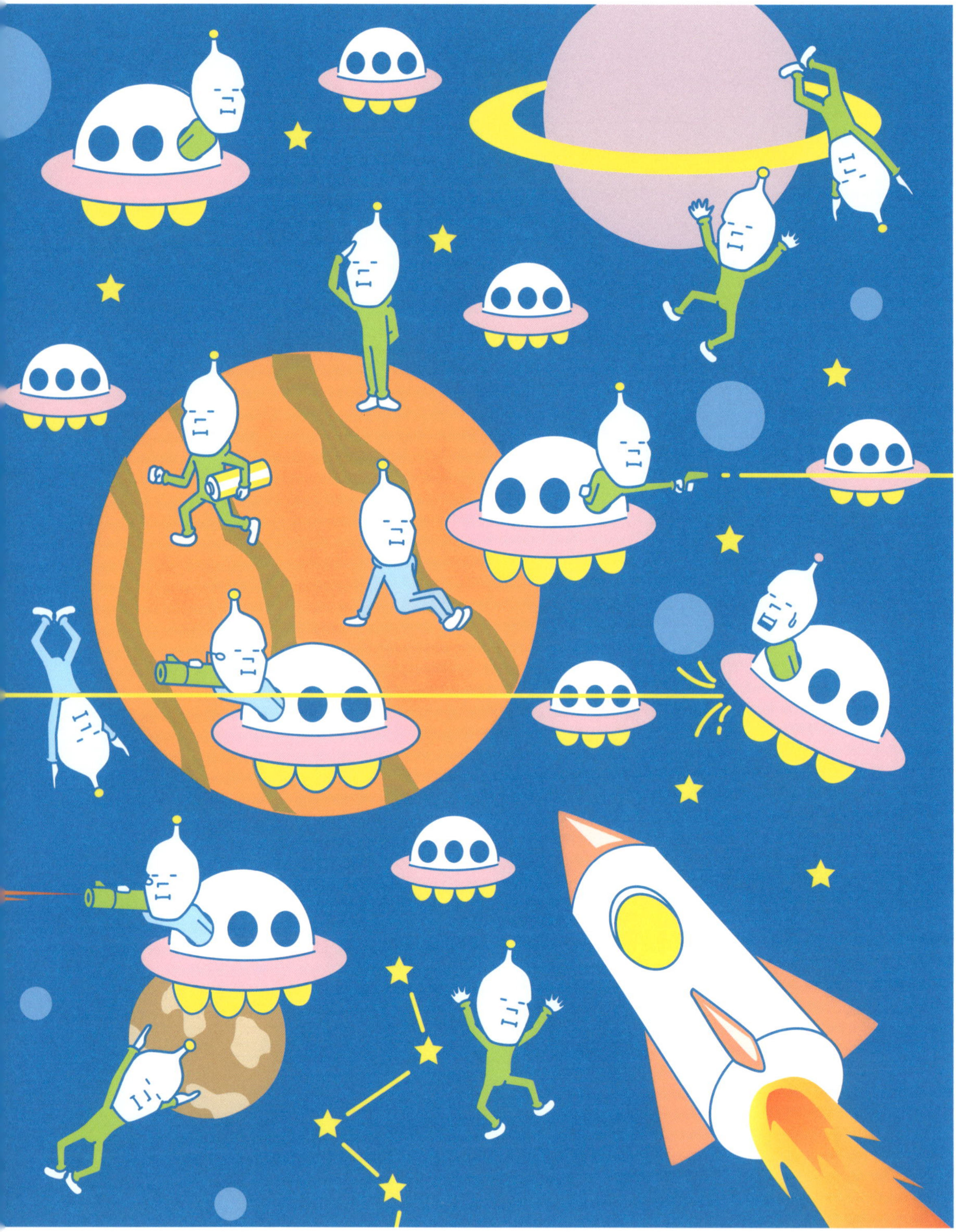

❶ ①のうちゅう船《せん》が10機《き》、②のうちゅう船《せん》が10機飛《きと》んでいるよ。どこだ？
指《ゆび》を使《つか》わず目《め》だけで、①のうちゅう船《せん》、②のうちゅう船《せん》、
①のうちゅう船《せん》…のじゅんばんで、全部見《ぜんぶみ》つけよう。

①のうちゅう船《せん》

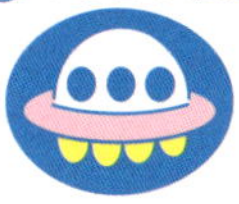

②のうちゅう船《せん》

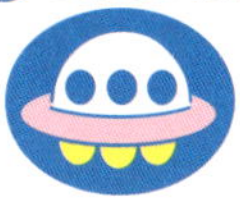

❷ 青色《あおいろ》のうちゅう人《じん》が13人《にん》、緑色《みどりいろ》のうちゅう人《じん》が13人《にん》いるよ。どこだ？　指《ゆび》を使《つか》わず目《め》だけで、
青《あお》のうちゅう人《じん》、緑《みどり》のうちゅう人《じん》、青《あお》のうちゅう人《じん》…のじゅんばんで、全員見《ぜんいんみ》つけよう。

❸ ❶も❷もできたら、頭《あたま》の中《なか》で絵全体《えぜんたい》を思《おも》いうかべてみよう。

お父さん・お母さんへ　目をよくする遊び方のポイントは15ページ❸へ。

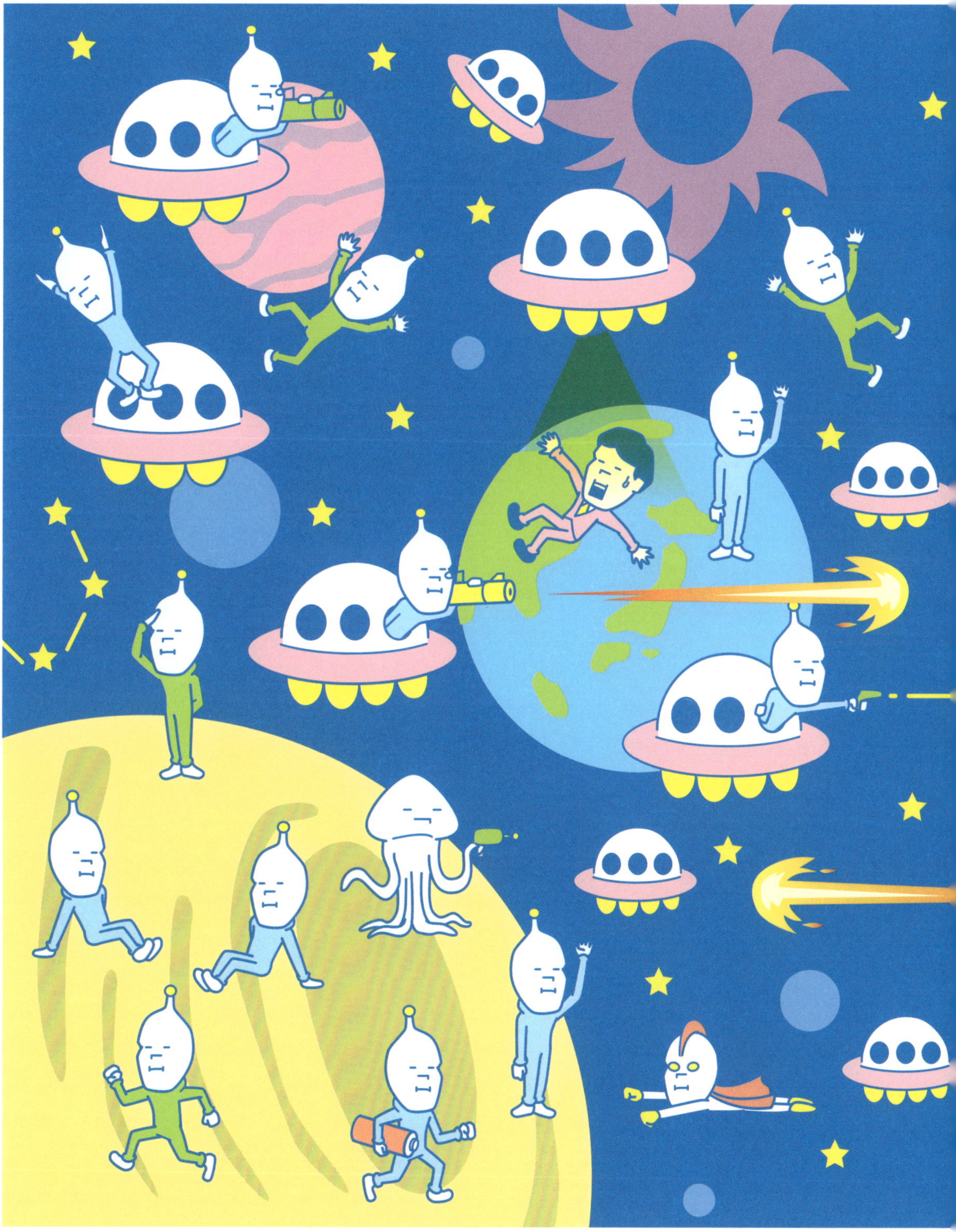

見《み》っけ！⑦

むずかしさレベル

むずかしい

せいげん時間《じかん》それぞれ30秒《びょう》

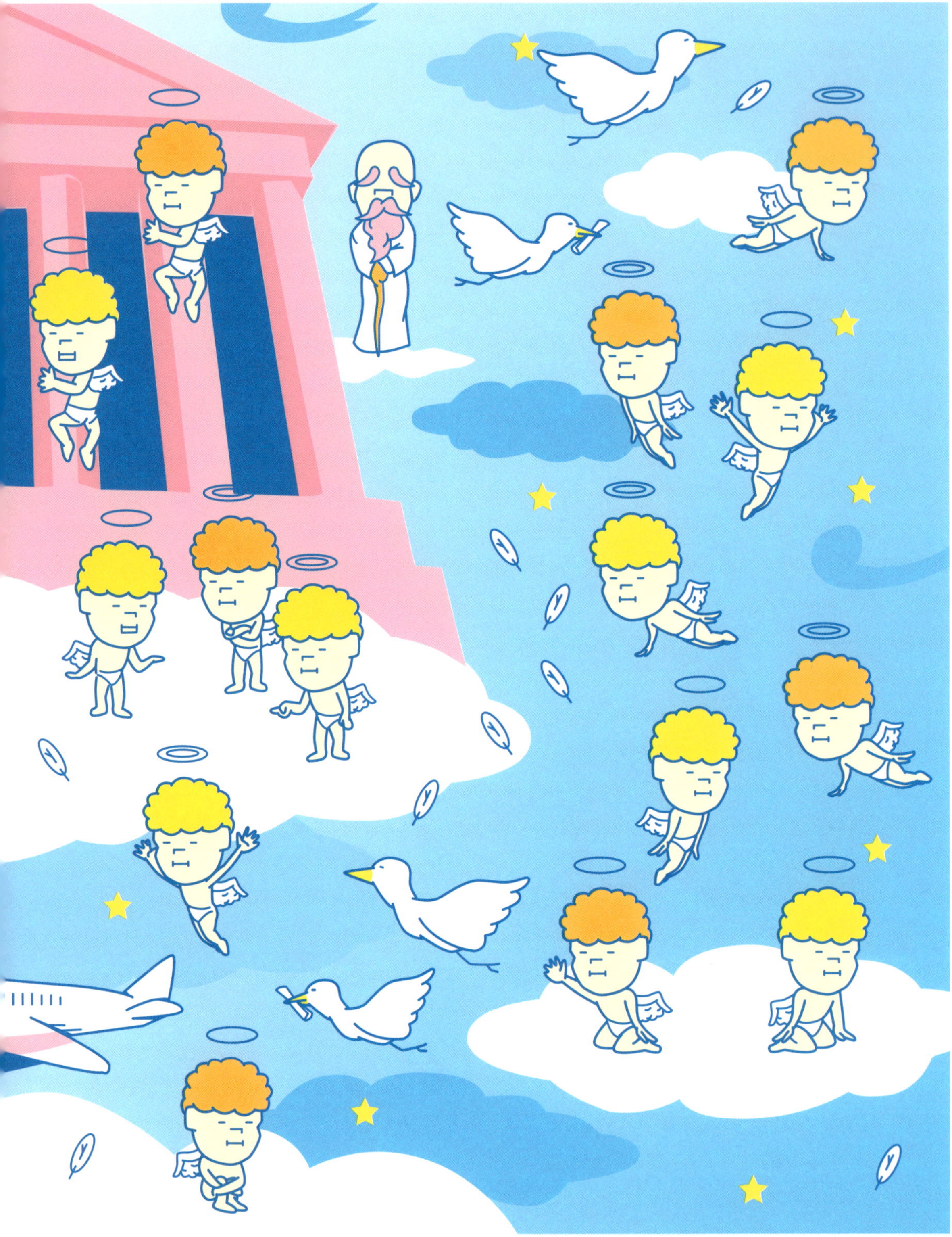

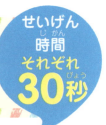

❶ 手紙《てがみ》を運《はこ》んでいる鳥《とり》が6羽《わ》、運《はこ》んでいない鳥《とり》が6羽《わ》いるよ。どこだ?　指《ゆび》を使《つか》わず目《め》だけで、運《はこ》んでいる鳥《とり》、運《はこ》んでいない鳥《とり》、運《はこ》んでいる鳥《とり》…のじゅんばんで、全部《ぜんぶ》見《み》つけよう。

❷ 頭《あたま》の上《うえ》のわっかが1つの天使《てんし》が14人《にん》、頭《あたま》の上《うえ》のわっかが2つの天使《てんし》が14人《にん》いるよ。どこだ?
指《ゆび》を使《つか》わず目《め》だけで、わっかが1つの天使《てんし》、わっかが2つの天使《てんし》、わっかが1つの天使《てんし》…のじゅんばんで、全員《ぜんいん》見《み》つけよう。

❸ ❶も❷もできたら、頭《あたま》の中《なか》で絵全体《えぜんたい》を思《おも》いうかべてみよう。

お父さん・お母さんへ

目をよくする遊び方のポイントは15ページ❸へ。

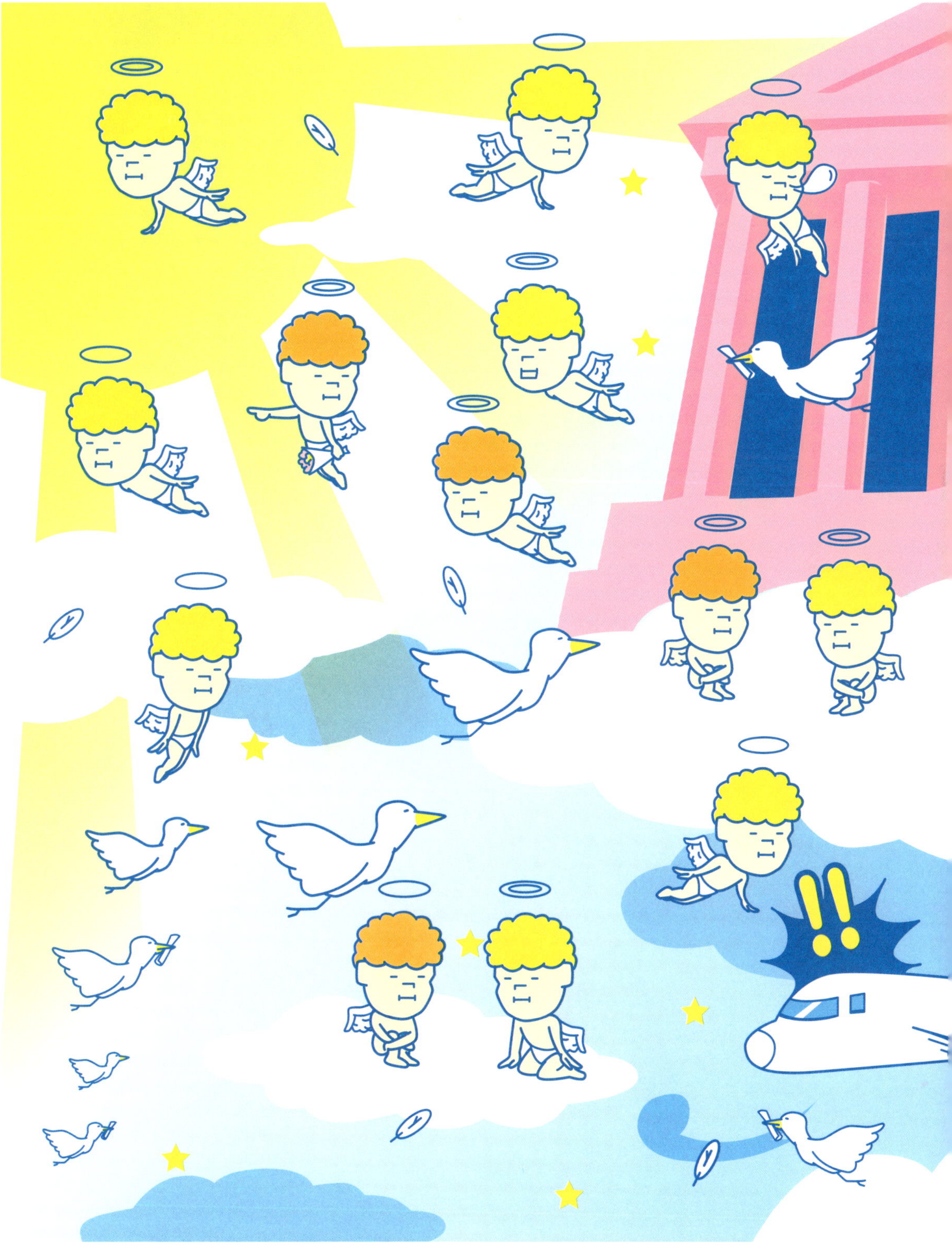

コラム❷

右脳を活発にするゲームで「見る力」を目覚めさせよう!

現代社会では、小さな子どもであっても「左脳」を偏って使う傾向にあります。勉強をするときには論理的な思考や計算などをする機会が多いからです。左脳は論理的思考や計算、言語認識と記憶力を使うときに強く働きます。小学校での授業の多くは、左脳をよく使うことは想像しやすいと思います。
左脳偏重型の生活は、日常生活において狭い範囲に極度に神経を集中させるような見方をします。いうなれば、「一点集中型」です。
このような見方をしていると視野が狭くなるので、学校からの帰り道に横から来た車に気づかずに交通事故に遭うなどという可能性が高くなります。
また、左脳ばかりを使うようになるとストレスもたまりやすくなるので注意が必要です。
そこで右脳を活性化する「グーパーゲーム」と、「左右キックゲーム」を紹介します。お子さんと一緒に是非、やってみてください。どっちが早くできるか競ってみてもいいかもしれません。

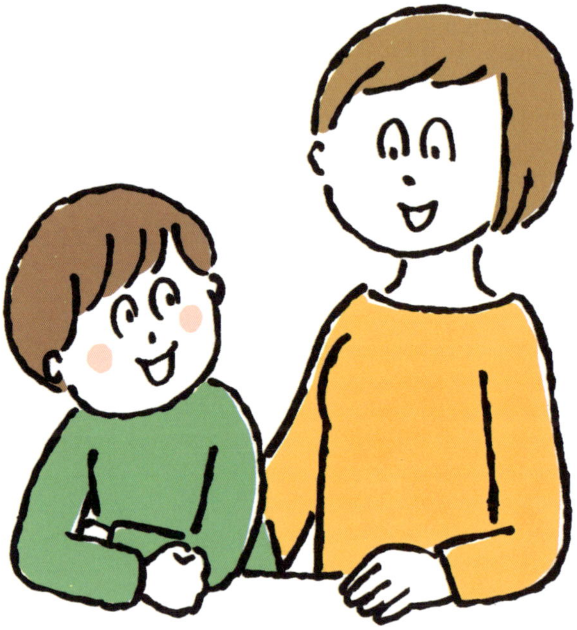

右脳刺激 1

グーパーゲーム

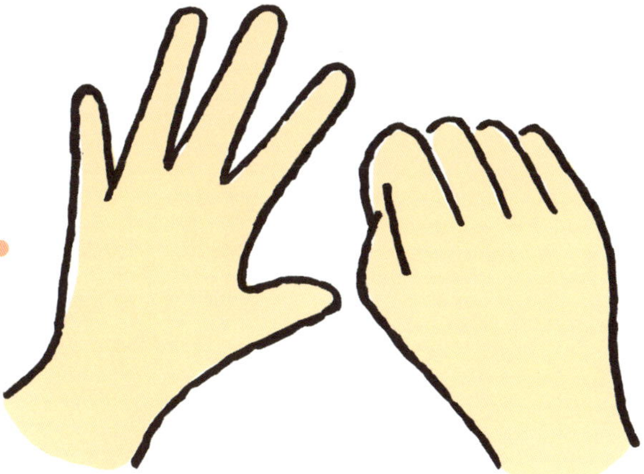

1

左手を開いて５本の指をまっすぐに伸ばすのと同時に、右手で握りこぶしをつくります。

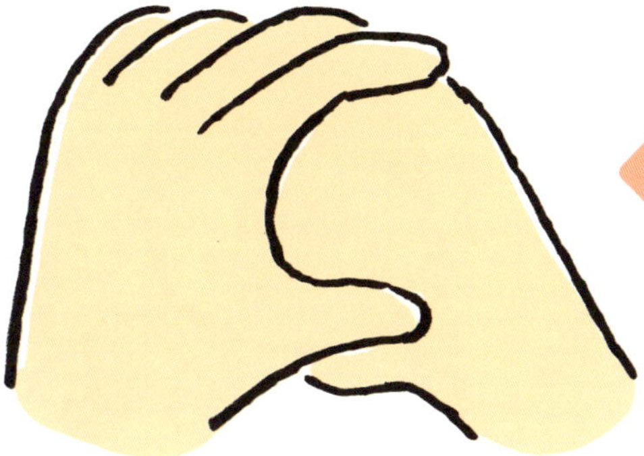

2

左手で右手の握りこぶしをつかみ、包み込みます。ジャンケンでパーを出して勝った左手がグーを出して負けた右手をのみ込むイメージ。

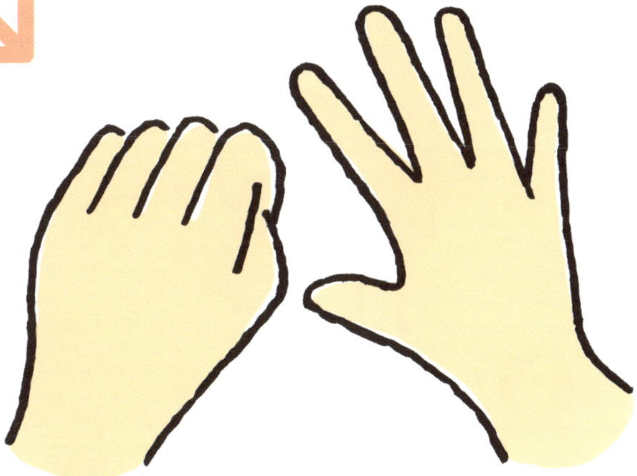

3

右手を開いてパーをつくり、それと同時に左手は握りこぶしをつくってグーにします。

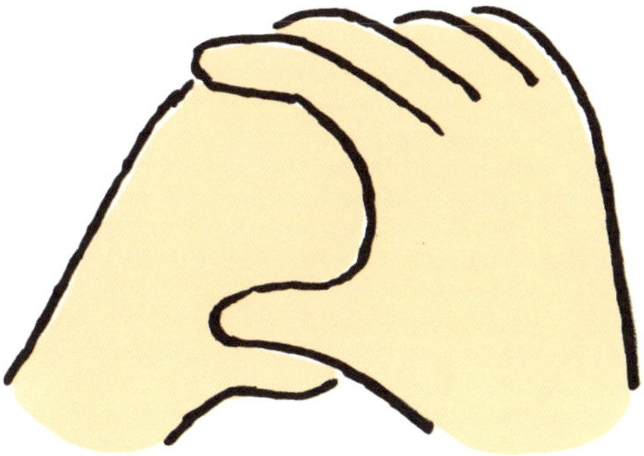

4

右手でグーの左手をつかんで、包み込みます。

5

❹までできたら、❶の動きに戻り、❶～❹を連続して１分ほどくりかえします。
２人でペアになり、❶～❹を連続して 10 回、どちらが早くできるか競争してみてもよいでしょう。
動きを間違えたら、最初からやり直し…など、ルールを決めるとより楽しくゲームができます。

右脳刺激 2

左右キックゲーム

※脚を左右前後に動かすので、脚があたるものがないような広いスペースで行いましょう。
※子どもの動ける度合にしたがってゲームをしましょう。
バランスを崩しやすいようでしたら、❹❺は省いても構いません。

❶

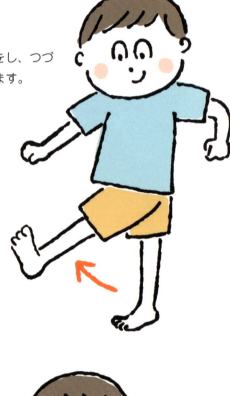

右脚で前に向かってキックをし、つづいて左脚で前へキックをします。

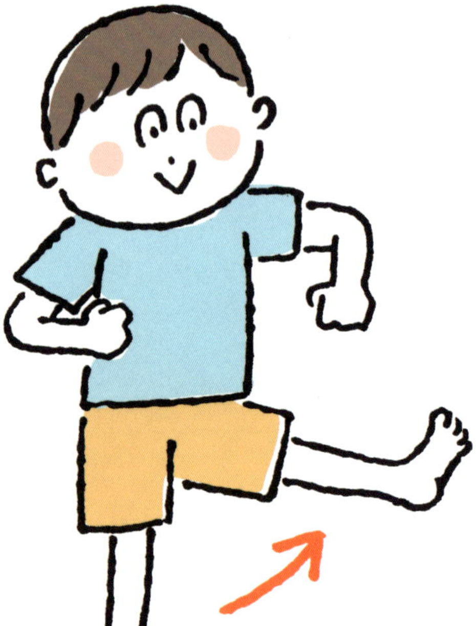

❷

右脚で右横に向かってキックをし、次に左脚で左横に向かってキックをします。

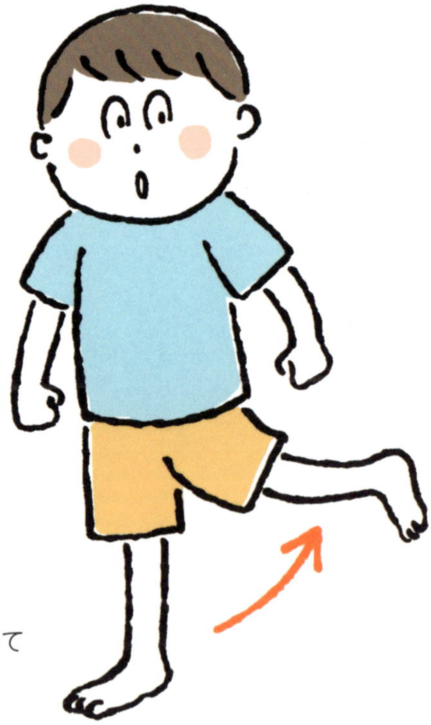

❸

右脚で後ろに向かってキックをし、つづいて左脚で後ろに向かってキックをします。

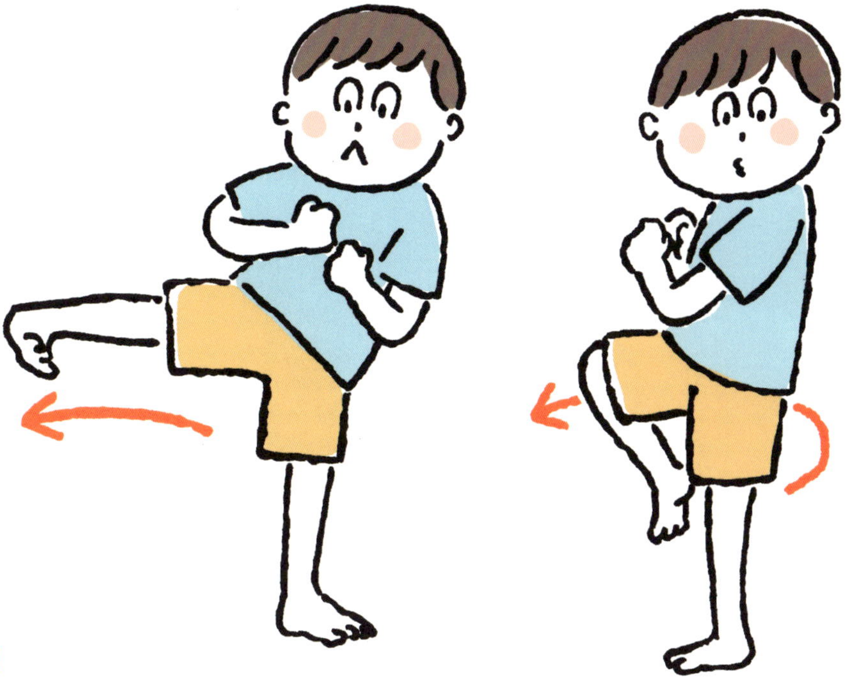

4

右脚で前まわし蹴りをします。同様に
左脚で前まわし蹴りをします。

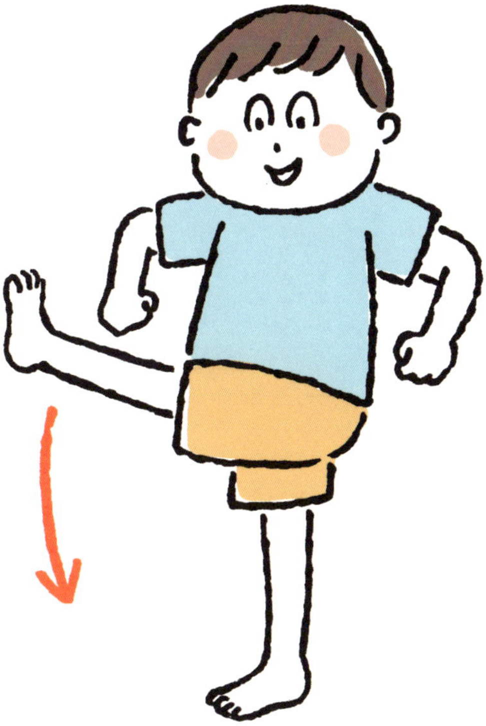

5

右脚を高く振り上げてかかと落とし、左脚を
高く振り上げてかかと落としをします。

6

❺までできたら、❶の動きに戻り、❶～❺を連続してリズミカルに１分ほどくりかえします。
２人でペアになり、❶～❺を連続して５回、どちらが早くできるか競争してみてもよいでしょう。
動きを間違えたら、最初からやり直し…など、ルールを決めるとより楽しくゲームができます。

めいろの答《こた》え

ピンクの線《せん》がめいろの答《こた》えだよ。

めいろ①

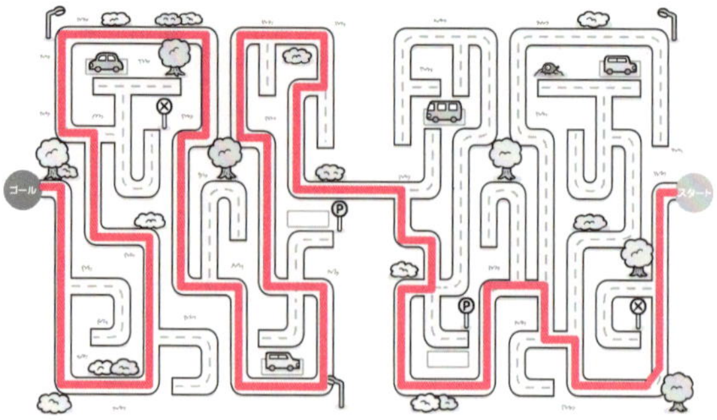

めいろ②

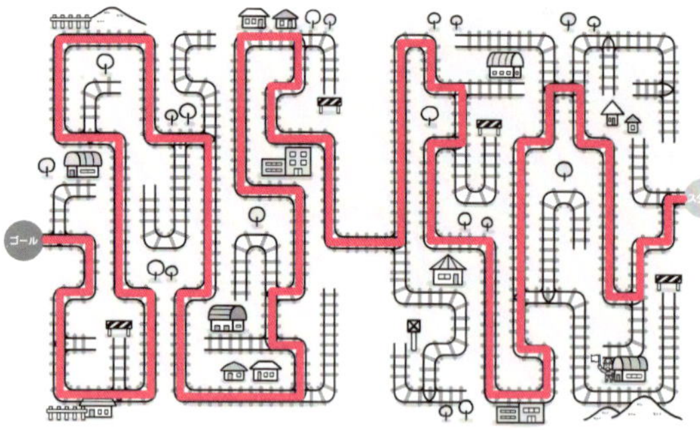

めいろ③

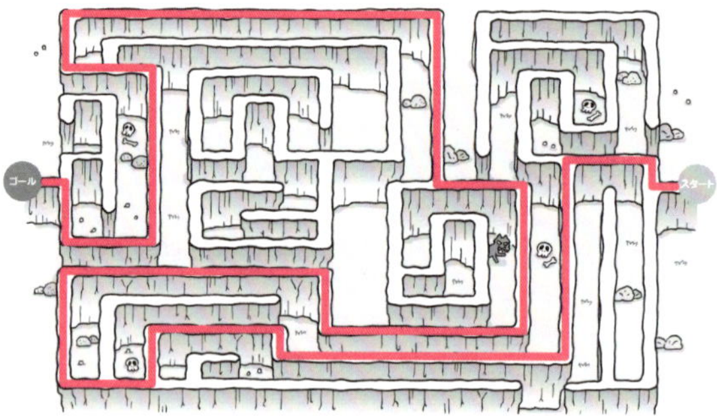

めいろ④

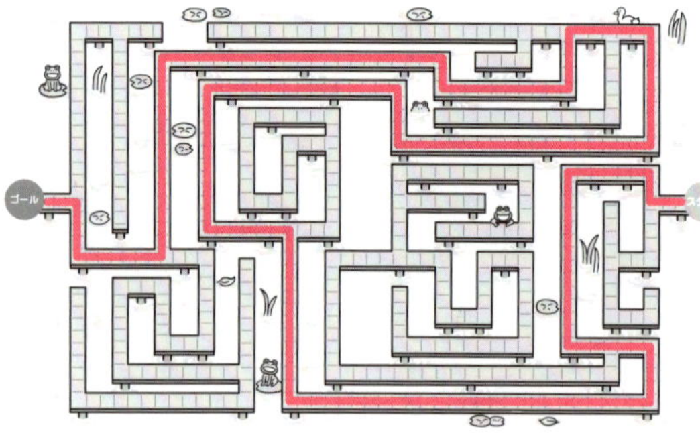

めいろ⑤

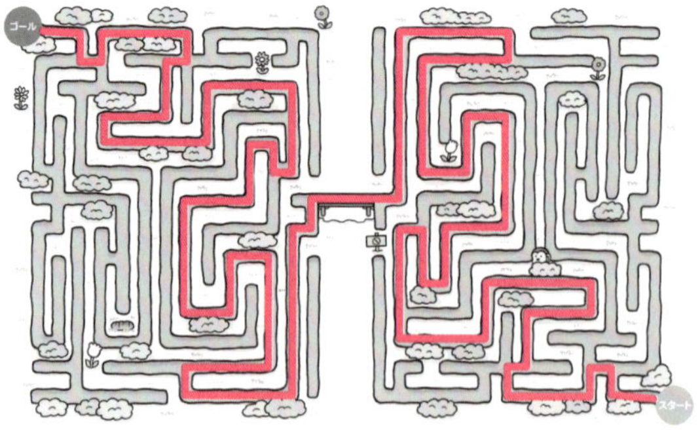

めいろ⑥

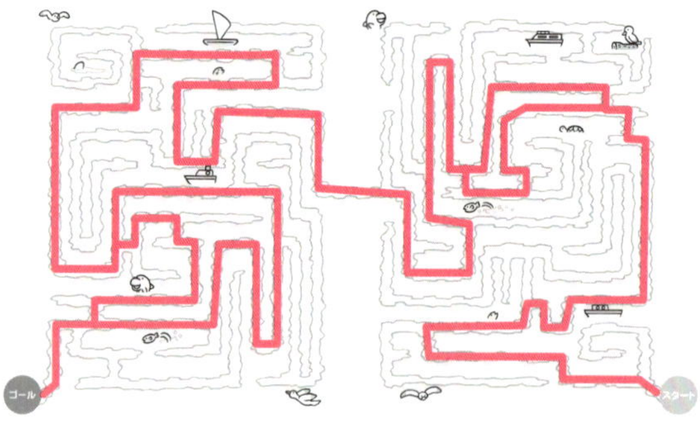

めいろ⑦

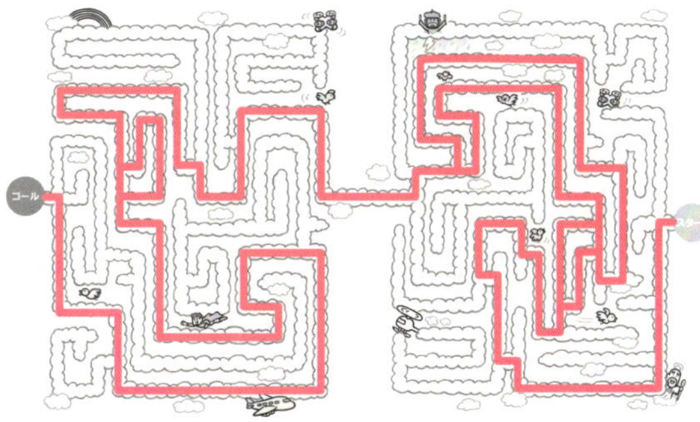

めいろ⑧

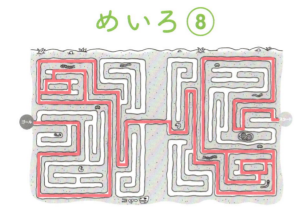

めいろ⑨

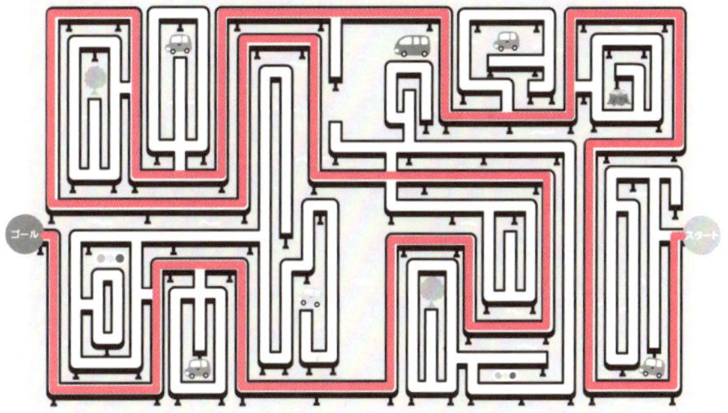

めいろ⑩

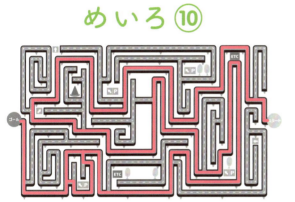

めいろ⑪

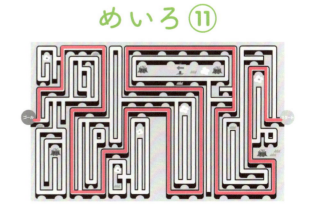

まちがいさがしの答《こた》え

ピンクでかこんであるところが、まちがいさがしの答《こた》えだよ。

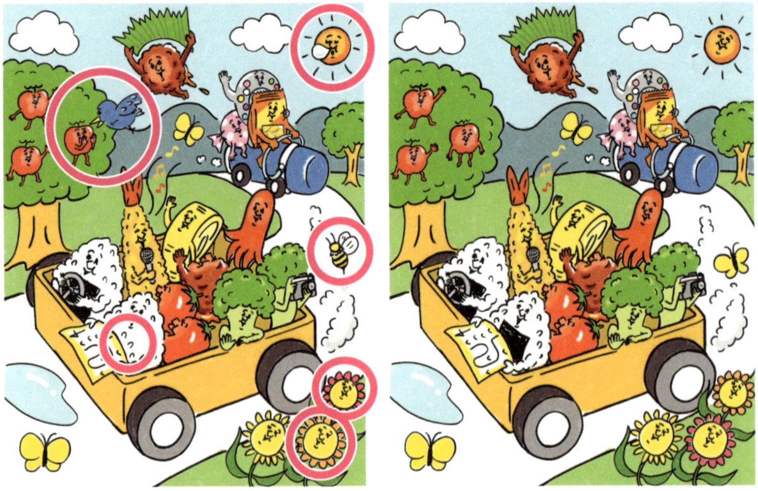

まちがいさがし①

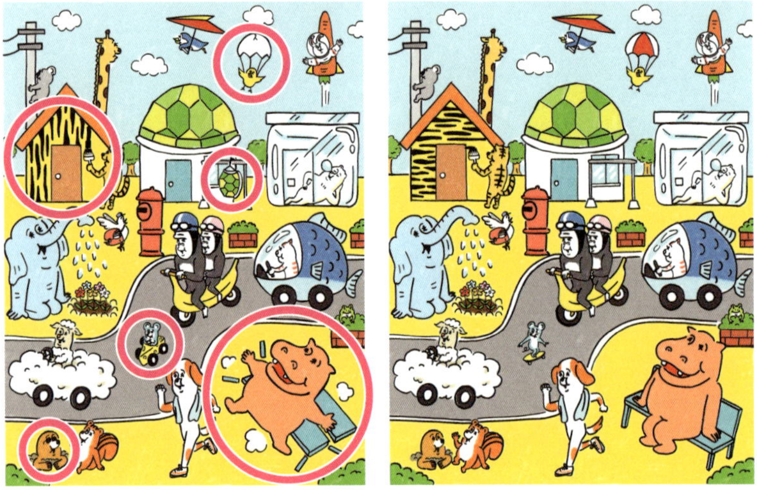

まちがいさがし②

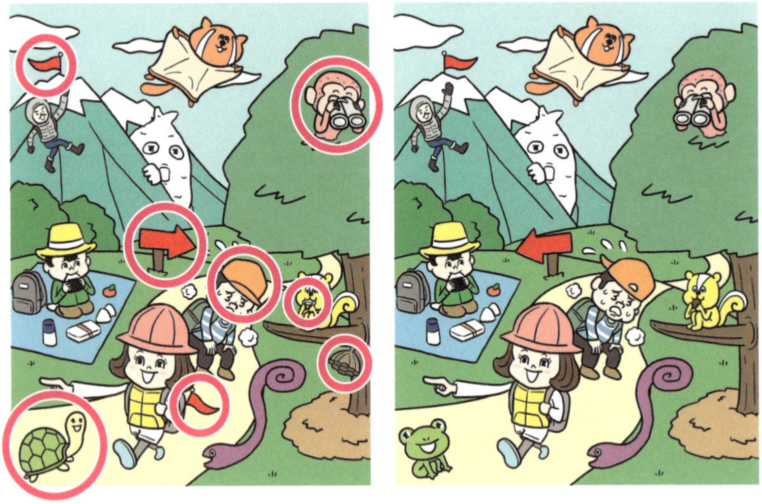

まちがいさがし③

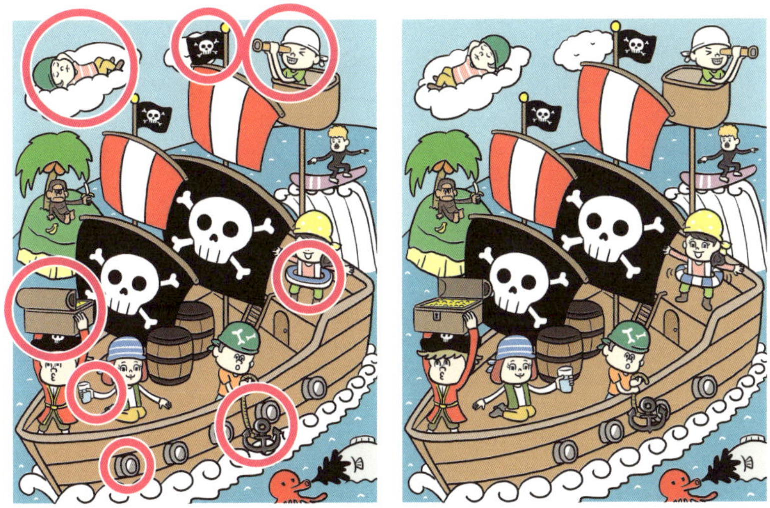

まちがい
さがし
④

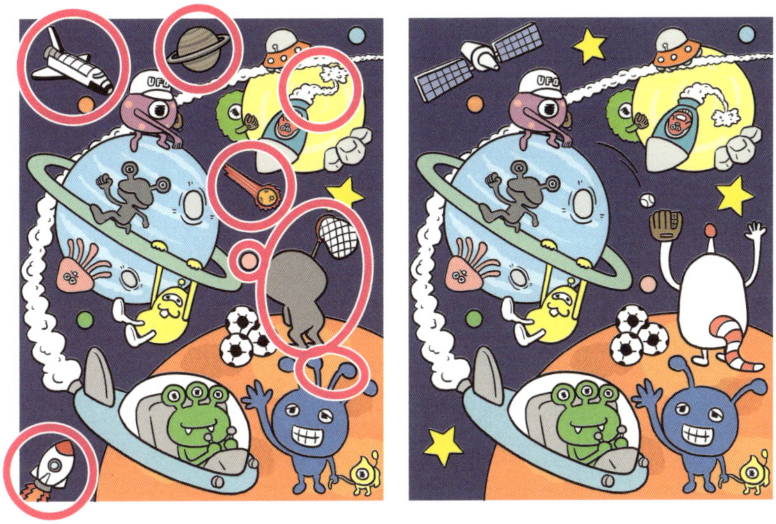

まちがい
さがし
⑤

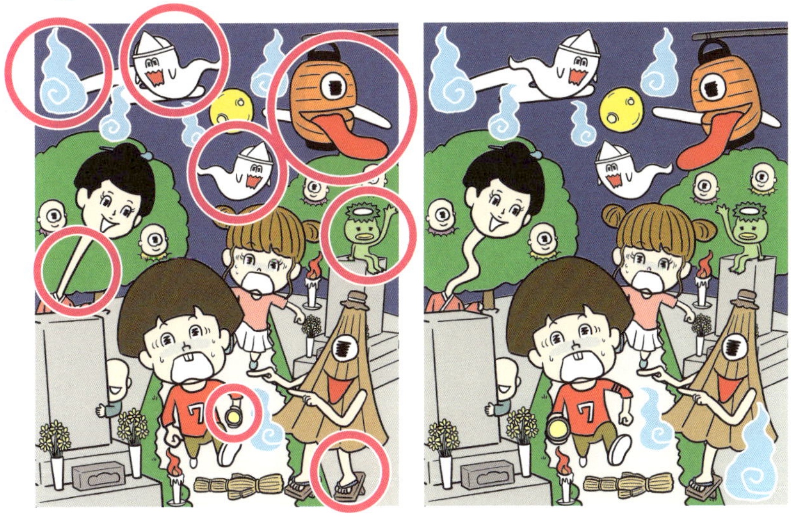

まちがい
さがし
⑥

まちがいさがし⑦

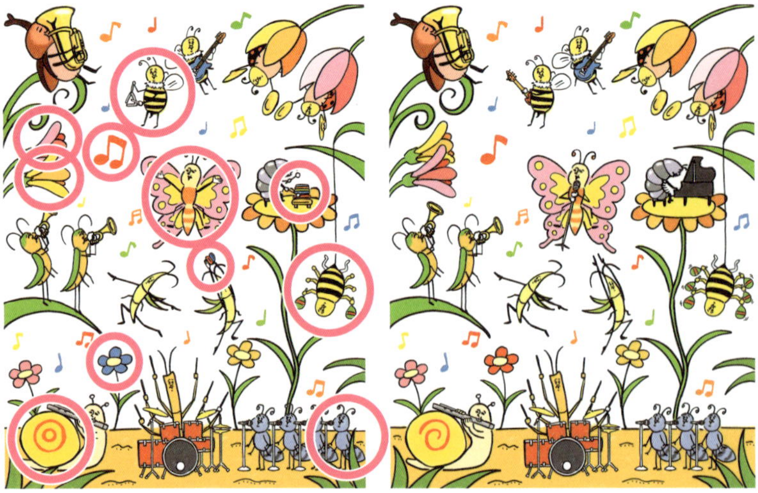

見《み》っけ！の答《こた》え

見っけ！①

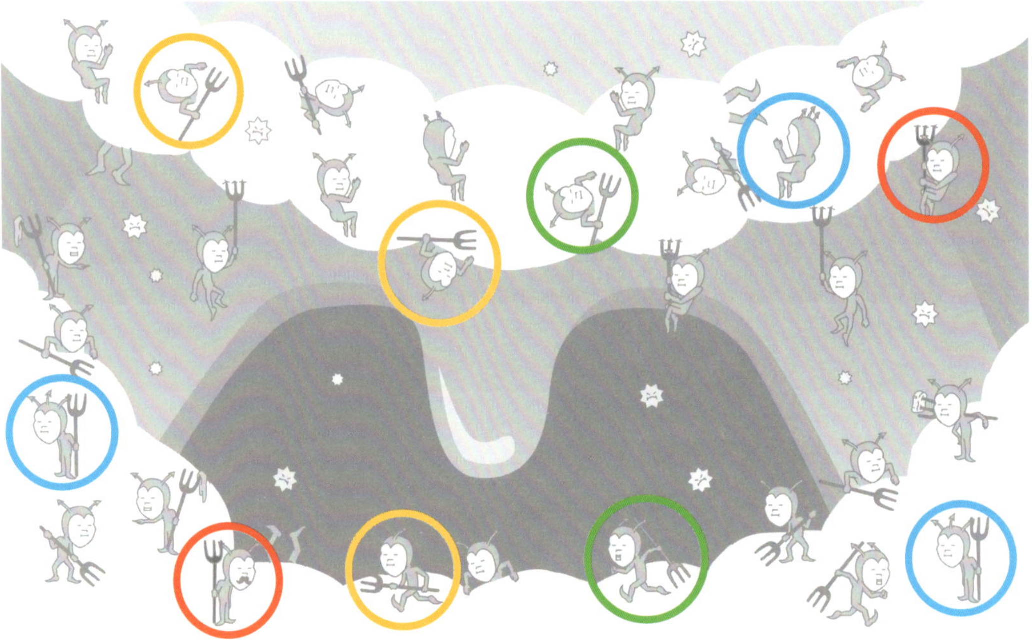

❶ つのが1本《ぽん》のばいきん君《くん》……黄色《きいろ》
つのが3本《ぼん》のばいきん君《くん》……青《あお》

❷ ピンクのぶきを持《も》ったばいきん君《くん》……緑《みどり》
茶色《ちゃいろ》のぶきを持《も》ったばいきん君《くん》………赤《あか》

見っけ！②

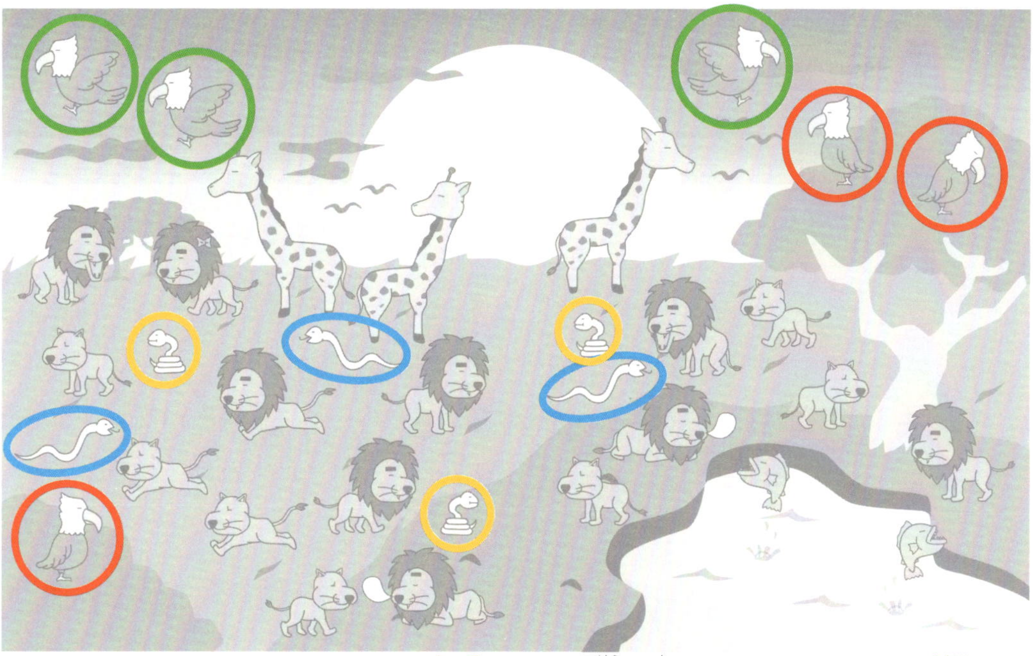

❶ とぐろをまいたぐるぐるヘビ……黄色《きいろ》
まいていないくねくねヘビ………青《あお》

❷ 空《そら》を飛《と》んでいるコンドル……緑《みどり》
飛《と》んでいないコンドル………赤《あか》

見っけ！③

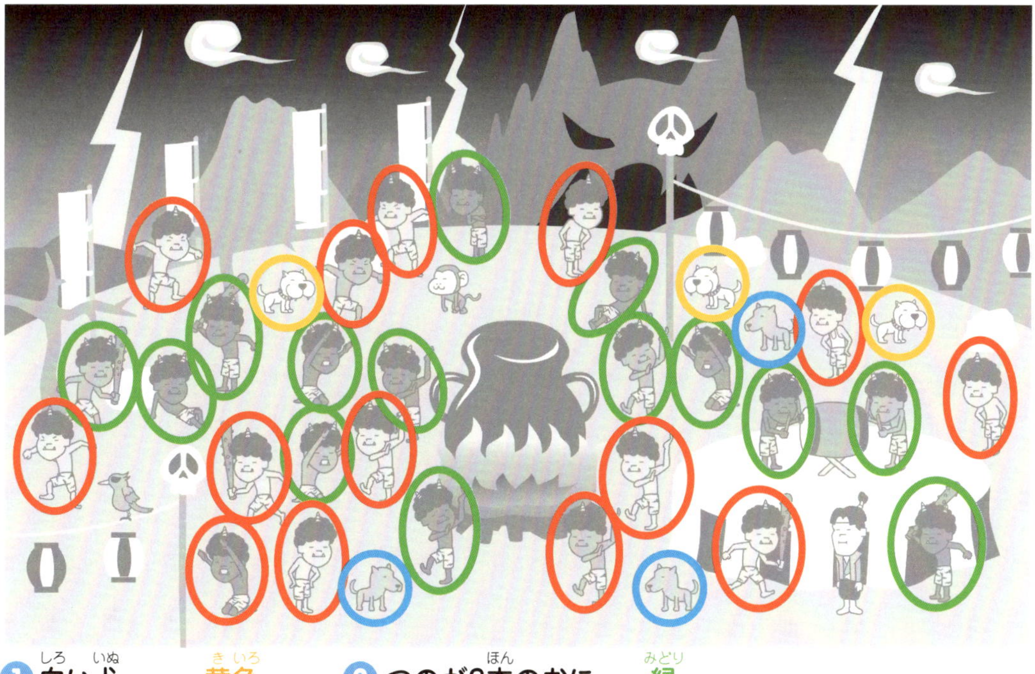

❶ 白《しろ》い犬《いぬ》………黄色《きいろ》
茶色《ちゃいろ》い犬《いぬ》……青《あお》

❷ つのが2本《ほん》のおに……緑《みどり》
つのが1本《ぽん》のおに……赤《あか》

見っけ！④

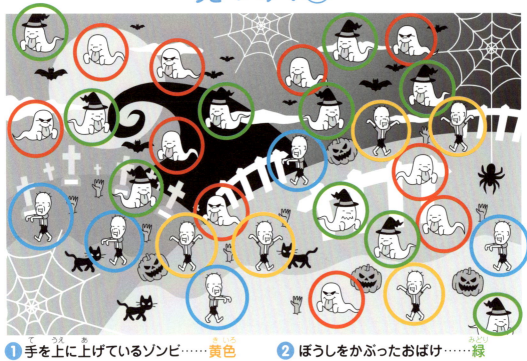

❶ 手《て》を上《うえ》に上《あ》げているゾンビ……黄《き》色《いろ》

前《まえ》に出《だ》しているゾンビ…………青《あお》

❷ ぼうしをかぶったおばけ……緑《みどり》

かぶっていないおばけ………赤《あか》

見っけ！⑤

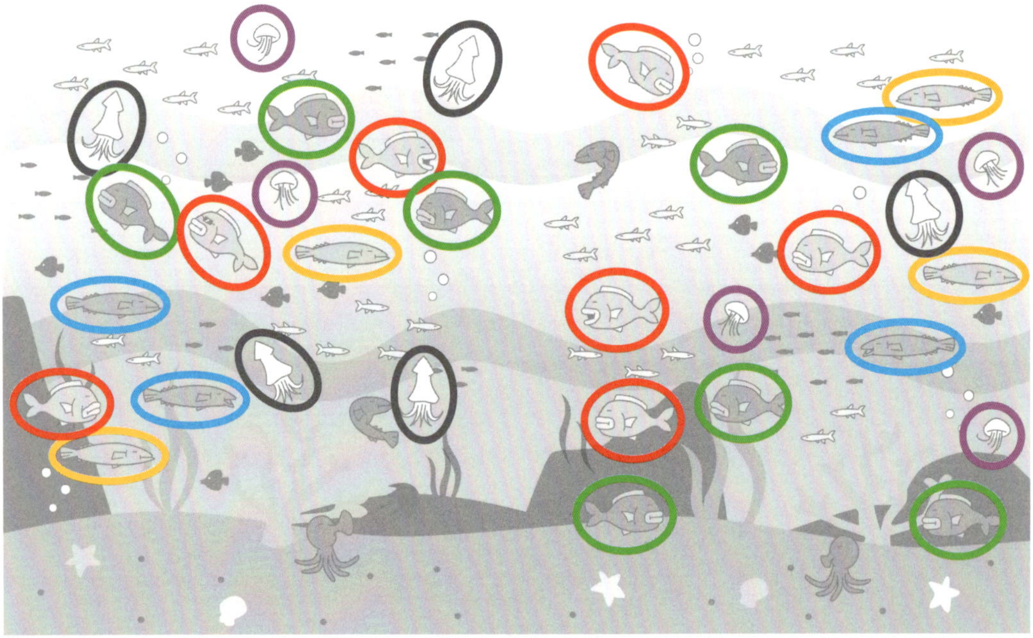

❶ 黄《き》緑《みどり》の魚《さかな》………黄《き》色《いろ》

むらさきの魚《さかな》……青《あお》

❷ 黄《おう》土《ど》色《いろ》の魚《さかな》……緑《みどり》

ピンクの魚《さかな》……赤《あか》

❸ イカ………黒《くろ》

クラゲ……むらさき

見っけ！⑥

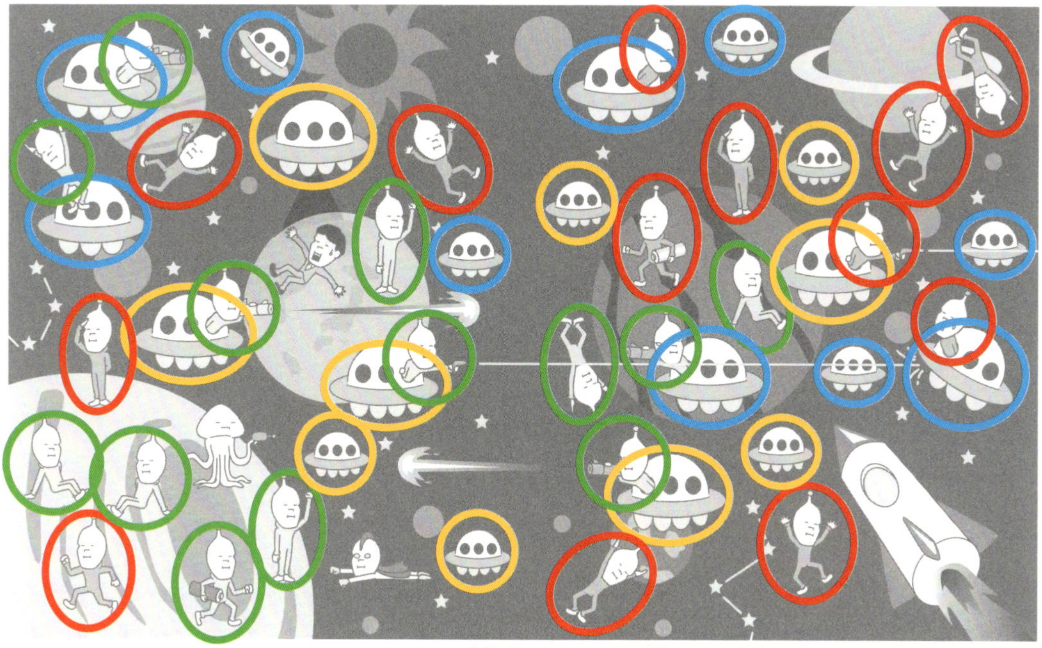

1 ①のうちゅう船《せん》……黄色《きいろ》
②のうちゅう船《せん》……青《あお》

2 青色《あおいろ》のうちゅう人《じん》……緑《みどり》
緑色《みどりいろ》のうちゅう人《じん》……赤《あか》

見っけ！⑦

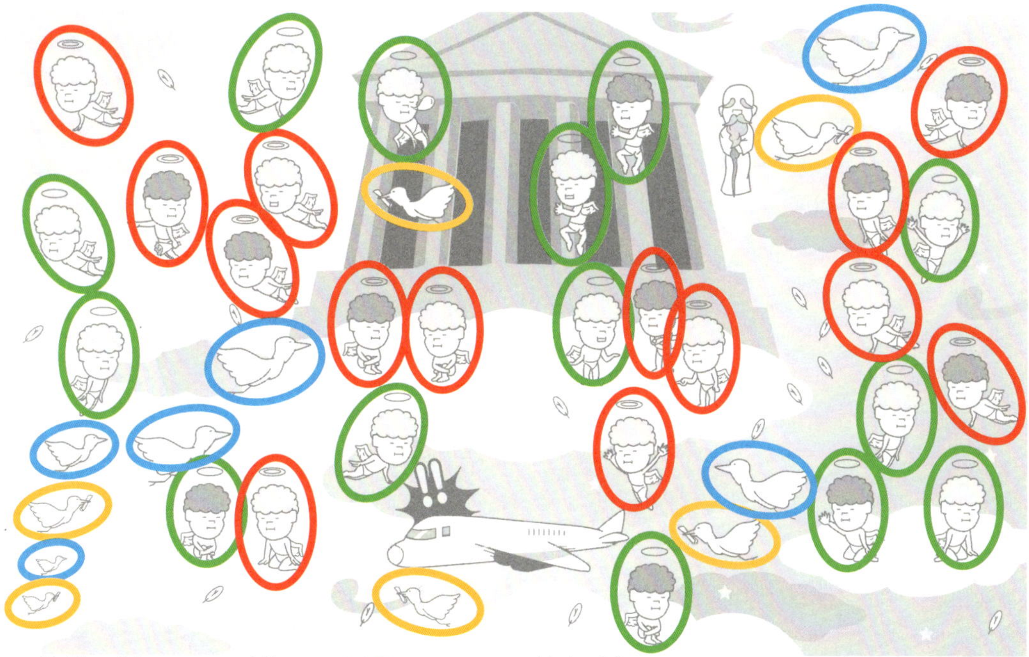

1 手紙《てがみ》を運《はこ》んでいる鳥《とり》……黄色《きいろ》
運《はこ》んでいない鳥《とり》…………青《あお》

2 頭《あたま》の上《うえ》のわっかが1つの天使《てんし》……緑《みどり》
頭《あたま》の上《うえ》のわっかが2つの天使《てんし》……赤《あか》

◆著者紹介◆

若桜木虔〈わかさきけん〉

1947年静岡県生まれ。東京大学大学院生物系博士課程修了。速読法の指導をしているときに、多くの生徒の視力が向上していることに気づき、「視力回復トレーニング」の理論をまとめ、その効果を伝えている。専門であった遺伝子学の知識を生かし、医学・遺伝子学に関する著書を多く執筆した実績を持つ。

また、作家としても活躍。筆名を使い分けて800冊以上の著作がある。作家の養成にも力をそそいでおり、読売文化センター町田、NHK文化センター町田にて小説家養成講座の講師を務める。代表的な著書に『1日1回！ 見るだけで「老眼」はどんどんよくなる』『たった10秒！「視力復活」眼筋トレーニング 決定版』（どちらも小社）などがある。

1日《にち》1回《かい》！

子《こ》どもの目《め》がどんどんよくなるすごいゲーム

2017年11月10日　第1刷
2022年8月20日　第11刷

著　者　若桜木虔《わかさきけん》

発行者　小澤源太郎

責任編集　株式会社 プライム涌光

電話　編集部　03（3203）2850

発行所　株式会社 青春出版社

東京都新宿区若松町12番1号〒162-0056
振替番号　00190-7-98602
電話　営業部　03（3207）1916

印刷　大日本印刷　　製本　フォーネット社

万一、落丁、乱丁がありました節は、お取りかえします。

ISBN978-4-413-11232-1 C2077